RECHERCHES EXPÉRIMENT...

SUR LE

SPASME DES VOIES BILIAIRES

A PROPOS DU TRAITEMENT DE LA COLIQUE HÉPATIQUE

ET

SUR L'ICTÈRE MÉCANIQUE

PAR

Le Dʳ I. AUDIGÉ,

Ancien externe des hôpitaux de Paris.

PARIS
OCTAVE DOIN
19, PLACE DE L'ÉCOLE-DE-MÉDECINE, 19.

1874

RECHERCHES EXPÉRIMENTALES

SUR LE

SPASME DES VOIES BILIAIRES

A PROPOS DU TRAITEMENT DE LA COLIQUE HEPATIQUE

ET SUR

L'ICTÈRE MÉCANIQUE

Te 93/36

RECHERCHES EXPÉRIMENTALES

SUR LE

SPASME DES VOIES BILIAIRES

A PROPOS DU TRAITEMENT DE LA COLIQUE HÉPATIQUE

ET

SUR L'ICTÈRE MÉCANIQUE

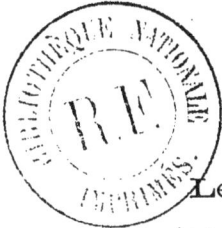

PAR

Le Dʳ I. AUDIGÉ,

Ancien externe des hôpitaux de Paris.

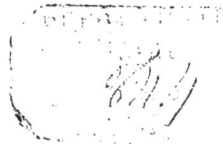

PARIS

OCTAVE DOIN

19, PLACE DE L'ÉCOLE-DE-MÉDECINE, 19.

1874

RECHERCHES EXPERIMENTALES

SUR LE

SPASME DES VOIES BILIAIRES

A PROPOS DU TRAITEMENT DE LA COLIQUE HÉPATIQUE

ET SUR

L'ICTÈRE MÉCANIQUE

INTRODUCTION.

Au mois de juillet dernier, le traitement de la colique hépatique était à l'ordre du jour de la Société de thérapeutique. A propos du remède, autrefois si vanté, de Durande, une discussion fut soulevée sur la question controversée du spasme des conduits biliaires.

Persuadé que si la contracture douloureuse existe dans la colique hépatique, elle doit, au point de vue du traitement, occuper une place très-importante, nous nous sommes demandé si ce phénomène est possible, et d'abord si la contractilité existe dans les canaux excréteurs du foie.

En présence du désaccord que nous avons vu régner également sur ce sujet chez les anatomistes et les physiologistes, nous avons pensé qu'il fallait demander à la méthode expérimentale la solution de ce problème.

Aussi est-ce le désir d'éclairer, dans la mesure de nos forces, ce point capital de la physiologie pathologique de la colique hépatique, qui nous a fait entreprendre de nouvelles recherches.

DIVISION.

PREMIÈRE PARTIE.

Dans la première partie, qui a trait au spasme des canaux biliaires dans la colique hépatique, nous commencerons par résumer brièvement les doctrines, qui ont régné dans la science pour l'explication des phénomènes douloureux qu'on observe dans cette affection.

Nous jetterons ensuite un coup d'œil rapide sur les données anatomiques et physiologiques, sur lesquelles étaient basées les différentes opinions présentées jusqu'à ce jour.

En troisième lieu, nous décrirons nos nouvelles recherches sur l'histologie des voies biliaires, et ferons ensuite le récit détaillé de nos expériences physiologiques.

Puis, après avoir démontré la contraction normale et la possibilité de la contracture douloureuse de ces conduits, nous en tirerons les indications que devra remplir le médecin en présence d'un accès de colique hépatique.

A cette question du spasme des conduits se rattache l'ictère dit spasmodique, nous en dirons quelques mots.

DEUXIÈME PARTIE.

La seconde partie comprendra quelques remarques sur l'ictère mécanique expérimental. Nous signalerons surtout la rapidité avec laquelle il peut se montrer dans les affections, qui déterminent l'oblitération plus ou moins complète des canaux excréteurs. Enfin nous terminerons par quelques réflexions sur les causes de la mort dans les cas de résorption biliaire.

Avant d'aller plus loin, qu'il nous soit permis de remercier notre maître dans les hôpitaux, M. Dujardin-Beaumetz, qui nous a très-vivement engagé à poursuivre cette étude, et dont les bienveillants conseils nous ont aidé et encouragé dans cette voie. Nous devons aussi à M. le professeur Béclard, et à MM. Muron et Laborde, chefs des laboratoires de physiologie et de thérapeutique à la Faculté de médecine, l'expression de toute notre reconnaissance, pour la libéralité avec laquelle ils ont mis à notre disposition les laboratoires qu'ils dirigent, et le bienveillant concours qu'ils nous ont quelquefois prêté.

PREMIÈRE PARTIE.

Historique.

____

DU SPASME D'APRÈS LES PATHOLOGISTES.

Parmi les nombreux ouvrages qui traitent de la colique hépatique, les uns parlent de la contractilité des canaux biliaires, les autres n'en font pas mention. Mais ce qui paraît étonnant, c'est que si le plus grand nombre des auteurs admet l'idée d'un état spasmodique, d'une contracture de ces conduits, entrant, pour une large part, dans la production des accès douloureux ; pas un n'a cherché à vérifier si les données anatomiques et physiologiques autorisaient une semblable explication.

Dans le camp de ceux qui restent muets sur le rôle actif des canaux excréteurs du foie, il faut citer Rostan (1), Andral (2) et Chomel (3) ; ces auteurs, frappés de la fréquence des calculs biliaires chez des gens qui n'avaient, pendant leur vie, accusé aucun trouble, ni aucune douleur du côté de la glande hépatique, allaient même jusqu'à admettre que le plus souvent les coliques hépatiques n'étaient pas dues à la présence des concrétions biliaires.

____

(1) Rostan. Cours de médecine clinique, 2e édit. Paris, 1830, t. II, p. 511.

(2) Andral. Clinique médicale, t. II, p. 554. Paris, 1834.

(3) Chomel. Pathologie générale.

Beau (1) qui, aux idées généralement admises, sub-
stitua sa doctrine de l'hépatalgie; doctrine à laquelle les
expériences de Wolff (2) et la savante réfutation d'Axenfeld (3) ont porté un coup fatal, fait jouer à la douleur
le rôle principal. Non-seulement il ne parle pas de la
contractilité et du spasme des voies biliaires dans la
colique hépatique, mais il va presque jusqu'à nier que
cette affection soit causée par la présence des calculs. Il
attribue le plus souvent la névralgie hépatique à l'irritation produite dans le foie par les ingesta.

L'opinion mixte est représentée par Portal (4), Bouillaud (5), Monneret (6), Requin, Durand-Fardel (7) et
Grisolle (8). Tout en admettant que les coliques hépatiques sont dues au passage dans les conduits biliaires
de calculs anguleux et hérissés d'aspérités; tout en parlant des mouvements qui se passent dans la vésicule et
les canaux excréteurs, mouvements qui déterminent le
cheminement des concrétions; ces cliniciens néanmoins
ne prononcent pas le mot de spasme.

Parmi ceux qui sont affirmatifs, il faut citer Pujol (9),
qui prétend que le spasme peut, en dehors même des

(1) Beau. Archives générales de médecine, année 1851, p. 397.
(2) Beitrage. Zur symptomatologie und diagnostik der Gal-
leasteine, von D. C. Wolff, in Bonn, Virchow's, Archiv., 1861.
(3) Axenfeld. Traité des névroses, Pathologie de Requin
t. IV, p. 258.
(4) Portal. Observation sur la nature et le traitement des
maladies du foie. Paris, 1813, p. 186.
(5) Bouillaud. In journal complémentaire du dictionnaire
des sciences médicales, t. XXIX, p. 158, 1827.
(6) Monneret. Pathologie interne, t. II, p. 665, 1864.
(7) Durand-Fardel. Traité pratique des maladies cliniques,
t. II, p. 278. Paris, 1868.
(8) Grisolle. Traité de pathologie interne, t. II, p. 457.
(9) Pujol. Médecine pratique, t. IV, p. 361. Paris, 1823.

calculs, être assez fort pour effacer complètement le calibre des canaux.

Fauconneau-Dufresne (1) parle assez longuement de la crispation et de la contracture douloureuse. Elle s'observe plus souvent, dit-il, chez les femmes et les gens n'ayant pas encore subi plusieurs *atteintes* de coliques, et chez lesquels les conduits réagissent avec vigueur à la moindre irritation du calcul.

Trousseau (2) qui, dans ses Cliniques de l'Hôtel-Dieu, rapporte les coliques au passage des concrétions biliaires dans les canaux excréteurs, explique l'intensité et la forme des accès douloureux par la contraction spasmodique qui vient se joindre à l'irritation de la surface interne des conduits. Il compare cette contraction à celle qui se produit dans les voies urinaires, quand un gravier ou un fragment de pierre est arrêté dans la prostate, et même dans le canal de l'urèthre. Pour être aussi affirmatif, il s'appuie, dit-il, sur des données anatomiques fort précises, et qui accordent aux conduits excréteurs de la bile et, en particulier, à la vésicule, une couche musculeuse capable, par ses contractions, de produire l'*éjaculation* de la bile dans l'intérieur de l'intestin.

Dans son remarquable travail sur le traitement des coliques hépatiques, le Dr Senac (3) est, s'il est possible, plus affirmatif encore sur la doctrine du spasme. « Les accès douloureux, dit-il, qui caractérisent la colique hépatique, ne sont dus ni à la distension des conduits

---

(1) Fauconneau-Dufresne. Traité de l'affection calculeuse du foie et du panéreas. Paris, 1851.

(2) Trousseau. Clinique médicale de l'Hôtel-Dieu, t. III, p. 217.

(3) H. Senac. Du traitement des coliques hépatiques, 1870, p. 51.

biliaires, ni aux érosions de leur paroi interne, mais
bien à un autre élément externe, et signalé par presque
tous les auteurs : le spasme de ces conduits. » Et, à la
fin, du chapitre qui traite de l'interprétation des symptômes, il revient dans ses conclusions sur cette idée
exclusive, « que la douleur violente, qui accompagne la
colique hépatique, est due aux contractions expulsives
elles-mêmes, plutôt qu'à la distension des conduits à
laquelle on l'a souvent attribuée. » Il va même jusqu'à
supposer que ces contractions spasmodiques, si douloureuses, peuvent se produire en l'absence de corps étrangers.

S'appuyant sur des faits physiologiques, et adoptant
les idées de Traube et de G. Sée (1), pour lesquels les
coliques sont le résultat d'une tension ou d'une contraction musculaire douloureuse, M. Martineau (2) prétend
qu'à ce titre, et grâce à la structure des conduits excréteurs du foie, les paroxysmes douloureux dus à la présence des concrétions biliaires, doivent rentrer dans
le groupe des coliques proprement dites.

Nous voyons aussi MM. Magnin (3) et Patézon (4) qui,
dans ces derniers temps, ont écrit sur la colique hépatique, être non moins affirmatifs. Ils rapportent les douleurs à la présence des calculs, qui sont obligés de se
frayer un chemin à travers des canaux naturellement fort
étroits, et rendus plus exigus encore par le spasme.

MM. Barth et Besnier (5), qui citent des faits signalés

(1) Dictionnaire de médecine et de chirurgie pratiques, t. VIII,
p. 709.
(2) G. Sée. Clinique, hôpital de la Charité.
(3) Magnin. De quelques accidents de la lithiase biliaire.
Paris, 1869.
(4) Patézon. Des coliques hépatiques et de leur traitement
par les eaux de Vittel. Paris, 1872.
(5) Dictionnaire encyclopédique des sciences médicales, t. IX,
p. 413.

par Portal, et d'après lesquels la colique hépatique calculeuse peut être parfois assez violente pour produire
une syncope mortelle, pensent, avec Frank, que les calculs distendant violemment les voies de la bile, irritent
les nerfs qui se distribuent dans leurs parois, et mettent
en jeu leur contractilité.

L'école allemande, et en particulier Niemeyer (1) et
Frerichs (2), sans mettre le spasme au premier rang
parmi les phénomènes pathologiques, signalent néanmoins les étranglements passagers que produisent les
calculs dans leur passage à travers les conduits ; et, tout
en rejetant la possibilité d'une contraction assez intense,
et persistant un temps suffisant pour produire l'ictère
dit *spasmodique*, ils admettent que, dans les cas où la
membrane muqueuse des canaux est violemment irritée,
il se produit des contractions douloureuses des fibres
musculaires.

D'après le résumé que nous venons de faire, on voit
qu'à part les quelques auteurs, qui ont été jusqu'à nier
que les coliques fussent dues à la présence des calculs ;
on voit, dis-je, que l'idée du spasme est généralement
adoptée. Pour les uns, c'est un élément secondaire qui
vient s'ajouter à l'irritation et à la distension des voies
biliaires ; pour les autres, au contraire, c'est l'élément
de premier ordre, celui qui caractérise les accès.

Les restrictions des uns et les affirmations des autres
étaient-elles basées sur des faits anatomiques et physiologiques positifs? Nous allons maintenant répondre à
cette question, en résumant les opinions qui, jusqu'à ce
jour, ont eu cours sur l'anatomie et la physiologie des
canaux excréteurs de la glande hépatique.

(1) Niemeyer. Pathologie interne, 2ᵉ édit., t. I, p. 721.
(2) Frerichs. Traité des maladies du foie. Paris, 1866, p. 824.

ANATOMIE DES VOIES BILIAIRES.

A. Nous commencerons par la description générale des canaux excréteurs de la bile.

Ils se composent : 1° des conduits biliaires qui naissent des lobules par les capillaires biliaires, et se réunissent en branches successivement croissantes en volume ; 2° d'un canal auquel toutes ces branches viennent aboutir ; 3° d'un diverticulum qui naît des parois latérales de ce canal, se renfle considérablement pour recevoir la bile élaborée dans l'intervalle des digestions, et la tenir en réserve, jusqu'au moment où la présence des matières alimentaires dans l'intestin viendra provoquer son écoulement. C'est justement la stagnation de la bile dans ce réservoir qui facilite la formation des concrétions biliaires. Ces concrétions sont ensuite entraînées dans les conduits lors du flux biliaire, et peuvent produire les accidents qui font l'objet de notre étude.

Les conduits biliaires sont composés d'une tunique interne ou épithéliale, d'une tunique externe, fibro-celluleuse, des vaisseaux et des nerfs.

La tunique externe est formée surtout de fibres de tissu cellulaire auxquelles se mêle un petit nombre de fibres élastiques. Des *faisceaux musculaires* à fibres lisses, d'abord fort déliés et très-espacés, apparaissent sur les conduits d'un demi-millimètre de diamètre ; à mesure que les conduits augmentent de calibre, ces faisceaux augmentent aussi de nombre et de volume ; ils affectent alors une disposition plexiforme (Sappey).

La tunique épithéliale est formée de cellules cylindriques.

Les conduits biliaires reçoivent de l'artère hépatique un très-grand nombre de divisions qui les enlacent d'un réseau à mailles extrêmement serrées. Ces ramifications artérielles se terminent, pour la plupart, dans les glandes muqueuses.

A ces artères succèdent des veines qui deviennent de petites veines portes accessoires.

Les vaisseaux lymphatiques sont encore plus multipliés que les vaisseaux sanguins. Ils forment, sur les conduits biliaires, deux réseaux; l'interne, très-fin, s'anastomosant avec l'externe, dont les mailles sont un peu plus larges. Les troncs qui en partent se joignent à ceux des lobules du foie pour cheminer parallèlement aux divisions du conduit biliaire, de l'artère hépatique et de la veine porte (Sappey). Cette richesse lymphatique explique la facilité avec laquelle se résorbe le liquide biliaire, lorsqu'il stagne dans ces conduits. Nos expériences démontrent que la rapidité de la résorption est bien plus grande que celle qu'avaient admise la plupart des physiologistes.

Des nerfs assez nombreux sont admis par M. Sappey, qui, cependant, reconnaît que leur mode de distribution et de terminaison lui est inconnu.

Des glandules muqueuses innombrables entourent les conduits biliaires et s'ouvrent dans leur cavité.

Le canal où viennent converger les conduits biliaires porte le nom de *canal hépatique*; il se termine à l'embouchure dn canal cystique.

Le diamètre du canal hépatique est de 4 millimètres, et sa longueur de 2 ou 3 centimètres. Situé d'abord entre le sillon transverse et la branche droite de la veine porte, ce canal se place plus bas sur le côté du tronc de cette veine, et se réunit à angle aigu avec le canal cystique.

La réunion du canal hépatique et du canal cystique

forme le canal *cholédoque*. Le diamètre de ce dernier est
un peu plus grand que celui du canal hépatique, et
à peu près le double de celui du canal cystique ; sa longueur est de 7 à 8 centimètres.

A l'union de la moitié supérieure avec la moitié inférieure de la seconde portion du duodénum, il rencontre
le canal pancréatique. Après quelques millimètres, d'un
trajet commun, tous deux s'engagent dans les parois de
la portion correspondante du duodénum, pour s'ouvrir
à la partie supérieure de l'ampoule de Vater, chacun
par un orifice distinct.

La *vésicule biliaire* est un réservoir membraneux
annexé au canal excréteur du foie. Sa forme et ses rap-
ports sont trop connus pour y insister, nous ne dirons
qu'un mot de sa structure.

Elle est formée de quatre tuniques ; la superficielle,
séreuse, est incomplète ; la cellulaire, qui vient ensuite,
est la plus épaisse, elle entoure toute la vésicule ; les
principaux vaisseaux cheminent et s'anastomosent dans
son épaisseur ; au feutrage de fibres lamineuses qui la
composent, se mêlent quelques fibres élastiques. La troisième couche, fibro-musculaire, sous-jacente à la pré-
cédente, est plus mince et comprend des faisceaux musculaires et celluleux qui s'entrecroisent dans tous les
sens (Sappey). La tunique muqueuse est remarquable
par les innombrables villosités lamelliformes riches en
vaisseaux veineux comme les villosités intestinales, et
que M. Sappey considère comme des organes d'absorption. On y trouve des glandes muqueuses analogues à
celles des conduits biliaires.

Les artères émanent de l'artère cystique. Les veines
forment, en grande partie, de petites veines portes

accessoires ; quelques rameaux vont se jeter dans la veine porte elle même..

Des vaisseaux lymphatiques très-nombreux naissent de la muqueuse, et vont se jeter dans un ganglion situé près du col. :

Les nerfs tirent leur origine du plexus solaire. Leurs divisions se perdent dans les tuniques musculaires et muqueuses, en affectant la disposition d'un plexus contenant des ganglions microscopiques au niveau des anastomoses, comme dans le plexus décrit par Auerbach dans l'intestin.

Le *canal cystique* réunit la vésicule au conduit hépatico-cholédoque. Son diamètre, plus étroit que celui de ces derniers, ne dépasse pas 3 millimètres. Sa longueur est de 3 centimètres. Sa direction est flexueuse, mais ses flexuosités n'ont rien de régulier.

B. *Structure des canaux biliaires.* On a décrit à ces canaux trois couches : une interne, muqueuse ; une moyenne, fibreuse et musculaire ; une externe, celluleuse ; des vaisseaux et des nerfs.

La couche musculaire est certainement de beaucoup la plus importante, et celle sur laquelle il est nécessaire de connaître l'opinion des auteurs les plus compétents. En consultant leurs ouvrages, il est difficile de se faire une opinion bien nette. En effet, nous voyons les uns affirmer l'abondance des éléments contractiles; les autres, les réduire à quelques faisceaux épars ; les derniers enfin, en contester l'existence.

M. Sappey (1) admet dans les conduits excréteurs une tunique fibro-musculaire distincte, comprenant dans sa

(1) Sappey. Anatomie descriptive, Splanchnologie, p. 340.

constitution, au milieu de faisceaux cellulo-fibreux qui s'entrecroisent dans tous les sens, un grand nombre de fibres musculaires lisses.

Pour M. Cruveilhier (1), ce n'est pas une couche musculeuse propre qui existerait dans les voies biliaires de l'homme, couche qu'il est facile d'observer chez les grands animaux, le bœuf en particulier ; mais c'est dans la muqueuse que se trouveraient des éléments contractiles en assez grande abondance.

L'examen microscopique a démontré à Kölliker, (2) dans la vésicule biliaire, une mince couche musculeuse dont les fibres-cellules n'offrent, il est vrai, que des noyaux peu distincts. Quant aux conduits, il reconnaît que les fibres-cellules peuvent quelquefois y faire défaut; c'est ce qui expliquerait pourquoi Henle (3) et Ebert n'ont pu les trouver ; mais il les a pour son compte constatés le plus souvent.

Les conduits biliaires des grands mammifères, du bœuf, par exemple, possèdent d'après ce que Leydig (4) nous enseigne, une forte musculature composée de fibres lisses ; cette couche diminue dans la vésicule biliaire de l'homme, et on en trouve également des traces dans les conduits biliaires.

Stricker (5), dans son chapitre sur la structure du foie, dans lequel sont consignées les recherches d'Héring, accorde aux conduits moyens des fibres-cellules contractiles et décrit des fibres musculaires lisses dans les gros canaux.

(1) Cruveilhier. Traité de splanchnologie, 4e édit. Paris, 1868.
(2) Kölliker. Traité d'histologie, p. 571.
(3) Henle. Traité de splanchnologie, p. 215, 218.
(4) Leydig. Traité d'histologie de l'homme et des animaux, traduit de l'allemand, par Lahilonne. Paris, 1866.
(5) Handbuch der lehre von den geweben der Menschen und der thiere von Stricker. Leipzic, 1871.

Ces descriptions si précises sont contredites par des auteurs aussi éminents. De ce nombre sont Frey (1), Wirchow et Henle qui, tout en admettant dans la vésicule des faisceaux musculaires entrecroisés, font remarquer que certains anatomistes ont prétendu avoir trouvé dans les canaux biliaires, situés au-dessous du parenchyme hépatique, des fibres-cellules contractiles à direction longitudinale ; mais que leurs recherches ne leur permettent pas de se ranger à la même opinion.

Les descriptions que nous venons de signaler se rapportent à l'état normal, et semblent mettre un peu en doute, au moins dans quelques cas, la réalité de l'existence des fibres musculaires. Il ne paraît pas en être de même dans certains cas pathologiques. Les parois des conduits biliaires, comme celles de la vessie s'hypertrophient, et la couche musculaire, à peine appréciable auparavant, devient alors extrêmement manifeste. Les faits ne manquent pas pour appuyer cette opinion. Ainsi Bouisson (2) a pu observer, dans un cas de lithiase biliaire, le canal cholédoque hypertrophié et y a trouvé un double plan très-évident de fibres musculaires. Le plan superficiel se composait de fibres longitudinales, et le profond, de fibres circulaires. Les Bulletins (3) de la Société anatomique relatent un grand nombre de faits du même genre. Nous ne signalerons que le suivant, à cause de la discussion à laquelle il a donné lieu. Il s'agit d'un cancer des voies biliaires, présenté par M. Hérard, qui, à cette occasion, fait remarquer, et dans la vésicule et dans les conduits, l'hypertrophie très-manifeste des

(1) Frey. Traité d'histologie, traduit de l'allemand, par Spillmann, p. 610.

(2) Bouisson. De la bile, de ses variétés physiologiques et de ses altérations morbides. Montpellier, 1843, p. 141.

(3) Société anatomique, année 1850, p. 87.

fibres musculaires. En présence des restrictions de
M. Mailhot, MM. Deville, Barth et Broca viennent soutenir que les doutes ne sont plus permis : le microscope
ayant démontré, d'une façon évidente, la muscularité
des conduits excréteurs. Ils en concluent que la puissance contractile des voies biliaires peut devenir considérable dans les cas pathologiques.

Ainsi, pour les anatomistes, les premiers sont tout à
fait affirmatifs et décrivent une couche musculeuse bien
nette, les seconds admettent dans les voies biliaires
quelques rares faisceaux de fibres lisses, dont nous
voyons l'existence être contestée par les derniers.

PHYSIOLOGIE DES VOIES BILIAIRES.

Les physiologistes qui ont parlé pour ou contre la
contractilité des voies biliaires, doivent être rangés en
deux catégories : 1° ceux qui ont expérimenté directement ; 2° ceux qui parlent de la contractilité sans avoir
cherché à en confirmer l'existence. Ces derniers sont de
beaucoup les plus nombreux. A peine quelques auteurs
ont-ils songé à faire des expériences directes. C'est naturellement de l'opinion de ceux-ci que nous tiendrons le
plus de compte. L'accord n'existe pas plus qu'entre les
anatomistes, et des hommes d'égale valeur ont admis ou
nié la réalité du pouvoir contractile.

Dans ses nombreuses vivisections, Magendie (1) quoiqu'il eût essayé tous les excitants qui mettent en jeu les
contractions intestinales et vésicales, n'a jamais pu constater de traces de contractilité, soit dans la vésicule,
soit dans les conduits hépatiques ou cystique.

(1) Magendie. Traité élémentaire de physiologie, t. II, p. 465;
1828.

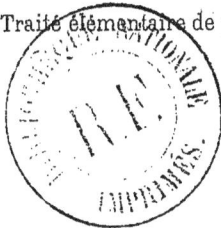

Fantoni, Rudolphi et Haller (1), ont autrefois observé, chez les oiseaux en particulier, des contractions non-seulement de la vésicule, mais encore des canaux biliaires.

La même opinion est soutenue par Meyer (2) qui a constaté que la vésicule possédait aussi la propriété de se contracter sous l'influence de l'électricité ; Muller (3) qui rapporte ce fait, a observé sur le canal cholédoque des oiseaux qu'il venait de mettre à mort, des phénomènes de contractilité extrêmement marqués ; leur durée était de plusieurs minutes, lorsqu'il soumettait ce conduit à une irritation mécanique ou galvanique. Il dit que les canaux excréteurs du foie sont sujets à des mouvements vermiformes périodiques, se produisant de bas en haut, c'est-à-dire de l'intestin vers la vésicule biliaire, et ajoute qu'ils doivent, comme tous les organes musculeux, être sujets à des spasmes morbides.

Brüke, un des premiers, a observé chez les animaux d'un ordre plus élevé, la contractilité de la vésicule biliaire. La contraction du cholédoque chez le cheval a été également constatée par Leuret et Lassaigne (4).

M. Colin (5), dans ces derniers temps, a trouvé que chez les animaux supérieurs, le bœuf et le cheval, les canaux biliaires, après avoir été détachés du parenchyme du foie, se contractaient ostensiblement, mais

(1) Haller. Elementa physiologiæ, t. VI, p. 582 ; 1756.

(2) Meyer. De musculis in ductibus efferentibus glandularum. Berlin, 1837.

(3) Muller. Manuel de physiologie, t. I, p. 378 ; 1843.

(4) Leuret et Lassaigne. Recherches physiologiques et chimiques pour servir à l'histoire de la digestion, p. 83. Paris, 1825.

(5) Colin. Physiologie et anatomie comparées, t. I, 2ᵉ édit., p. 785, etc.

que cette contraction était faible, et que jamais le calibre des conduits n'était totalement affaissé. Souvent aussi il a provoqué un resserrement manifeste sur le canal cholédoque, lorsqu'il piquait sa face externe ou qu'il y déposait des acides irritants.

Longet (1), Béclard (2), Milne Edwards (3), et d'autres en France; Carpenter (4), en Angleterre, non-seulement ne mettent pas en doute la contractilité des voies d'excrétion du foie, mais encore professent que l'écoulement de la bile a pour cause principale les contractions, qui se produisent dans les parois et de la vésicule et des canaux biliaires. Nous ferons remarquer que ces auteurs s'en rapportent à ceux qui les ont précédés, et qu'ils n'ont pas cherché dans l'expérimentation la confirmation des faits qu'ils avancent.

(1) Longet. Physiologie, t. II, p. 308, 1869.
(2) Béclard. Traité de physiologie, 6ᵉ édit., p. 541.
(3) Milne Edwards. Physiologie comparée, t. VI, p. 463.
(4) In principles of human physiology by William Carpenter, seventh edition. London.

NOUVELLES RECHERCHES

CHAPITRE PREMIER.

HISTOLOGIE DES CANAUX BILIAIRES.

M. le docteur Grancher, chef des travaux histolo-giques à l'amphithéâtre des hôpitaux, a bien voulu se charger d'examiner à nouveau la structure des canaux biliaires, en insistant surtout sur l'étude des fibres musculaires.

Le sujet dont il s'est servi était âgé de 54 ans. Voici la note qu'il nous a remise sur l'examen du canal cho-lédoque.

« Au-dessous de l'épithélium, on observe une très-légère couche semée de très-rares noyaux ovalaires, couche essentiellement conjonctive et très-adhérente au tissu sous-jacent ; ce tissu qui forme la vraie paroi du canal cholédoque, est remarquable par sa richesse en fibres élastiques fines, serrées, au milieu d'un tissu conjonctif très-pauvre en cellules ; à mesure qu'on s'éloigne de la cavité du canal cholédoque, cette couche conjonctive élastique change, et la disposition réciproque de ses éléments se modifie ; on trouve là de vrais faisceaux conjonctifs et des fibres élastiques ondulées, entrelacées, rappelant l'apparence des mêmes éléments dans le tissu conjonctif sous-cutané. C'est par une transition insensible que cette différence d'aspect des fibres

élastiques et du tissu conjonctif se présente, à mesure
qu'on s'écarte de la lumière du canal. On peut donc
diviser la paroi propre du canal cholédoque, en trois
tuniques qui se confondent insensiblement : une tunique
interne conjonctive et sous-épithéliale, une tunique
moyenne conjonctive à fibres élastiques très-serrées, et
une tunique externe à faisceaux conjonctifs et à fibres
élastiques ondulées. C'est dans cette dernière couche
qu'on trouve çà et là quelques rares éléments de fibres
musculaires lisses ; ils sont si peu nombreux, que leur
existence peut être à la rigueur contestée ; mais il faut
observer qu'il s'agit dans ce cas d'un homme déjà vieux,
chez lequel ces éléments ont pu s'atrophier. »

Cette remarque qui termine la note de M. Grancher
est justifiée par les recherches qu'a faites de son côté
M. Renaut, répétiteur d'histologie au Collége de France.
En effet, ce dernier qui s'est servi de sujets plus jeunes,
confirme en tous points les résultats de M. Grancher,
sauf en ce qui concerne les fibres musculaires qu'il a
trouvées en plus grand nombre et qui toutes sont à direction longitudinale. Il signale aussi dans la lumière du
canal cholédoque l'existence de prolongements papil-
laires qui sont assez nombreux. Ils ont été remarqués
aussi par M. Grancher, bien qu'il ne les eût pas décrits
dans sa note.

Comme c'était le chien qui devait servir à nos recherches physiologiques, il était intéressant de faire chez
cet animal et chez l'homme une étude comparative du
canal cholédoque.

« Chez le chien, dit M. Graucher, on trouve également trois tuniques distinctes : 1° la tunique interne est
plus riche en noyaux ; 2° la tunique moyenne, moins
riche en fibres élastiques, se compose de faisceaux con-
'onctifs très-développés, qui prennent sous l'influence

de l'acide acétique, l'apparence étoilée bien connue de ce tissu; 3° la tunique externe, qui contient les mêmes faisceaux conjonctifs et les fibres élastiques ondulées qu'on trouve chez l'homme, porte, en outre, d'abord des artérioles à parois très-épaisses et très-musculaires, ensuite de véritables faisceaux de fibres musculaires lisses, disséminés et surtout longitudinaux. Il n'y a pas cependant de véritable couche musculaire. »

M. Legros, agrégé de la Faculté de médecine et chef du laboratoire d'histologie. qui vient d'être enlevé si prématurément à la science, a étudié la structure des canaux biliaires de quelques-uns de nos chiens, et nous a fait voir les fibres lisses qu'on trouve dans les parois.

Il avait, antérieurement, fait ces mêmes recherches chez l'homme, et avait constaté dans les conduits l'existence de fibres lisses à direction longitudinale.

Le microscope vient donc de nous démontrer, chez l'homme et chez le chien, l'existence constante des fibres musculaires lisses dans les canaux excréteurs du foie. Si, chez certains individus d'un âge avancé, leur nombre est moins considérable que chez le chien, il est d'autres sujets chez lesquels le cholédoque, sous le rapport des fibres lisses, est tout à fait comparable à celui de cet animal.

La présence de ces fibres musculaires dans les conduits biliaires rend probable leur contractilité. Les expériences physiologiques que nous avons pratiquées devront donc nous éclairer sur la réalité de cette contraction et sur son mode d'action.

CHAPITRE II

Dans une première série d'expériences, nous avons déterminé l'effet des excitations mécaniques, galvaniques et chimiques. Dans une seconde, nous avons cherché à reproduire autant que possible l'excitation pathologique, par l'introduction dans les canaux biliaires, de corps solides simulant des calculs.

EXPÉRIENCE Iʳᵉ (1).

Contraction des voies biliaires par les courants électriques, les injections irritantes et l'introduction de différents instruments dans le canal cholédoque.

Le 6 septembre 1873, un chien de taille moyenne est couché sur le dos, et dans cette position, fixé sur la table d'opération. On incise les parois abdominales dans une étendue de 15 à 20 centimètres, à partir de l'appendice du sternum ; l'incision se fait sur la ligne médiane, le long de la ligne blanche, afin d'éviter la section des vaisseaux des muscles droits. Le péritoine ouvert, et l'épiploon détourné, on arrive sur la masse intestinale. En faisant écarter les bords de la plaie par un aide, on parvient sur le foie dont on soulève avec précaution le bord antérieur. La vésicule apparaît alors dans un sillon creusé sur sa face inférieure ; elle est pleine de liquide. Au moyen d'une aiguille courbe, deux fils sont placés sur le fond et confiés à un aide, auquel on recommande de la maintenir au dehors, sans opérer de tractions.

Après quelques instants de repos laissés à l'animal, on excite les parois de la vésicule par un courant d'induction d'une intensité

(1) Cette expérience ainsi que les trois suivantes ont été faites avec la collaboration de M. Laborde, chef du laboratoire de thérapeutique à la Faculté de médecine.

modérée, de manière à ne pas provoquer des contractions de toute la masse intestinale. Au moment du passage du courant, on voit des *mouvements vermiculaires*, qui tendent à produire un *retrait des parois*, en même temps qu'un *raccourcissement* dans le sens de la longueur. Le courant interrompu, la contraction cesse.

On obtient sur le canal cholédoque les mêmes résultats, savoir : raccourcissement notable du canal, et aplatissement de ses parois.

Après un quart d'heure d'interruption, on constate que la température de l'animal n'a baissé que d'un degré et demi, et on pratique une boutonnière sur le cholédoque, près du point où il pénètre dans l'épaisseur des parois de l'intestin. On observe alors l'écoulement de la bile, qui se fait par cette ouverture artificielle, d'une façon continue, en bavant et en petite quantité. Mais si on agit sur la vésicule biliaire, au moyen d'un léger courant électrique, dont les deux pôles sont appliqués sur ses parois, on voit les gouttes de liquide se *succéder rapidement*. Ce résultat est obtenu à trois reprises différentes. Dans l'intervalle des influences électriques, l'écoulement se reproduit de nouveau en bavant.

Pour remplacer la bile qui vient de s'écouler de la vésicule, on y injecte, au moyen d'une seringue de Pravas, de l'eau distillée ; et sous l'influence de l'électricité, on voit se reproduire *l'écoulement*, moins marqué, mais néanmoins aussi évident que tout à l'heure.

Par l'ouverture qui a été précédemment pratiquée sur le cholédoque, on introduit ensuite différents instruments. Une sonde cannelée, d'un calibre un peu moindre que celle d'une trousse, y pénètre sans difficulté, malgré les lignes courbes qu'il décrit. Mais dès qu'on s'est arrêté, et qu'on veut la retirer, on a la sensation d'une résistance assez marquée. Ce n'est qu'au bout d'un instant, qu'on peut sans employer la force, *ramener l'instrument au dehors*. L'introduction d'une sonde d'un plus fort calibre détermine des douleurs assez vives, mais se fait néanmoins sans difficulté. Sitôt qu'on s'arrête dans l'intérieur du conduit, on voit ses parois s'appliquer assez fortement sur la sonde, et même se déprimer sur la cannelure. Si dans ce cas on tente des tractions, on *éprouve une résistance plus marquée encore que tout à l'heure*. Quelques instants sont nécessaires pour la diminuer, et pour qu'une traction modérée puisse faire rétrograder l'instrument. Si on s'arrête de nouveau en chemin, la sensation de *resserrement se reproduit*, et c'est par des tractions successives qu'on ramène la sonde au dehors.

On fait ensuite pénétrer dans la vésicule une injection d'eau acidulée par l'acide acétique. Sous l'influence de ce liquide irritant, il se produit des *contractions violentes, des crispations de la vésicule et des conduits ;* et les douleurs sont assez vives pour arracher des gémissements à l'animal, quoiqu'il soit déjà très-déprimé, La sensibilité du cholédoque s'était déjà manifestée lors de l'action mécanique des instruments. Enfin lorsqu'en se guidant sur la sonde cannelée, on coupe le canal dans le sens de sa longueur, il se produit une rétraction, plus faible, mais analogue à celle qu'on observe sur les artères, lorsqu'on y pratique une boutonnière.

EXPÉRIENCE II.

Convulsions tétaniques généralisées dues à un poison à base de strychnine. — Contractions de la vésicule biliaire.

Le 10 septembre, sur un chien de taille moyenne on fait une incision dans la région du cou, au voisinage de la veine jugulaire, et on enfonce entre les muscles une flèche enduite d'une petite quantité d'un poison javanais à base de strychnine. Avant d'attendre l'effet du poison, on ouvre largement l'abdomen le long de la ligne blanche ; la vésicule biliaire est saisie avec une pince, et un aide la maintient légèrement au dehors au moyen de deux fils qui sont passés dans l'épaisseur de ses tuniques. Au bout de dix minutes, les effets du poison commencent à paraître, et les convulsions se généralisent à tous les organes. On les voit très-manifestement sur les parois de l'intestin et sur la vésicule du fiel. C'est même sous l'influence des contractions de ses parois, que ce réservoir, dont on avait constaté le *gonflement* quelques instants auparavant, se vide en partie par l'ampoule de Vater, préalablement mise à découvert par l'ouverture du duodénum. L'animal meurt après quelques minutes, et on constate l'obliquité du conduit à travers les tuniques musculaires de l'intestin, obliquité qui est plus prononcée que chez l'homme, et qu'on ne peut mieux comparer qu'à celle des uretères dans leur trajet à travers les parois vésicales.

EXPÉRIENCE III.

Chien curarisé. — Contraction des voies biliaires par les agents électriques et mécaniques.

Le 11 septembre, on injecte sous la peau d'un chien, dont la taille est un peu au-dessus de la moyenne, le contenu de deux seringues de Pravas de la solution de curare des laboratoires. Au bout d'un quart d'heure, l'animal est en complète résolution, et on lui pratique la respiration artificielle au moyen de l'appareil ingénieux de M. Gréhaut. L'abdomen étant largement ouvert, un aide écarte les bords supérieurs de la plaie et tient le foie relevé, pendant qu'un autre déprime en bas la masse intestinale. On a ainsi la vésicule et les conduits biliaires sous les yeux. Une ouverture étant pratiquée sur la deuxième portion du duodénum, on fait passer sur la vésicule une série de courants induits. Sous cette influence on voit bientôt *s'accroître l'écoulement* de la bile dans l'intestin. A deux reprises différentes les excitations électriques produisent les mêmes effets.

Le cholédoque dont la communication est interrompue avec les autres canaux biliaires, par une ligature placée sur ses parois, se *raccourcit dans le sens de sa longueur* sous l'influence du courant.

On introduit ensuite une sonde cannelée par l'orifice duodénal du cholédoque, et on éprouve la sensation d'une *constriction assez forte*, qui disparaît au bout de quelques instants pour se reproduire, si on y introduit de nouveau l'instrument. Il faut noter que dans ce cas la contraction a lieu, non-seulement dans la partie du cholédoque dont les parois sont libres, mais encore et surtout dans les tuniques duodénales que traverse ce conduit.

Ces expériences nous démontrent péremptoirement que des courants électriques légers, appliqués soit sur la vésicule, soit sur les canaux excréteurs, ont pour effet de déterminer des contractions musculaires, qui, non-seulement, aplatissent ces conduits, mais encore rapprochent leurs extrémités l'une vers l'autre. De plus, si ces excitations sont continuées, on voit, après avoir fait une fenêtre sur le cholédoque, se produire un écoulement assez rapide; mais qui est loin de rappeler la comparaison de Trousseau parlant des éjaculations biliaires.

En même temps que la puissance contractile, il ne faut pas oublier l'extrême sensibilité, dont est douée la muqueuse qui tapisse les conduits; nous venons de remarquer, en effet, qu'une injection dans les voies biliaires, d'eau légèrement acidulée par l'acide acétique, détermine chez nos chiens de violentes douleurs.

Enfin, sans parler des contractions vermiculaires déterminées par les poisons qui agissent comme excitateurs du pouvoir réflexe, la contractilité des voies biliaires est prouvée encore par ce fait, que l'introduction dans un de ces canaux, dans le cholédoque en particulier, d'une tige métallique, une sonde cannelée, par exemple, produit, ou par action réflexe, ou par stimulation directe de la couche musculaire du conduit, une constriction sur ce corps, assez forte pour empêcher sa sortie immédiate. Ce dernier fait avait été observé avant nous, par M. le Dʳ Muron.

La contractilité des conduits biliaires étant suffisamment prouvée, nous avons été amené à la faire agir dans les conditions qui se rapprochent le plus de celles dans lesquelles se trouvent les malades atteints de lithiase biliaire.

EXPÉRIENCE IV.
Introduction dans la vésicule du fiel de calculs artificiels. — Immobilité de ces corps étrangers.

Le 12 septembre, la vésicule étant mise à nu sur un chien de taille moyenne, et deux fils étant passés dans l'épaisseur de ses tuniques, on y pratique une ouverture par laquelle on introduit dans sa cavité huit petits calculs ayant en moyenne un diamètre de 2^{mm}; trois sont des débris de calculs de bœuf et les cinq autres de petits graviers. Les deux bords de la plaie étant maintenus rapprochés par des points de suture, de façon à éviter l'écoulement de la bile dans la cavité péritonéale, on remet la vésicule en place et on réunit également les parois abdominales.

Quelques heures après l'opération, le chien paraît très-souffrant; tantôt il se tient debout, les pattes rapprochées l'une de l'autre, tantôt il s'affaisse, les membres agités de tremblements.

Dans la soirée l'animal prend du lait et un peu de viande qu'on retrouve dans ses vomissements le lendemain matin. La seule palpation du foie suffit pour les provoquer.

Le 14. Le même état persiste ; les vomissements deviennent bilieux et la respiration diaphragmatique est fortement gênée.

Enfin le 15, le chien ne prend plus de nourriture ; il a une fièvre intense et la bile se montre toujours en quantité dans les matières vomies. La teinte ictérique ne se voit pas sur les conjonctives. Les urines n'ont pas été examinées.

Quelques points de suture des parois abdominales ayant cédé, et une partie d'épiploon faisant hernie à travers la plaie, on se propose de rechercher les calculs introduits dans la vésicule. On met sur l'animal encore vivant les voies biliaires à découvert au moyen d'une large ouverture de l'abdomen. Le cholédoque et le cystique ne contiennent à la palpation aucun de nos corps étrangers. On ouvre ensuite le duodénum, et on remarque que la bile n'apparaît pas à l'ampoule de Vater. C'est à peine si, grâce à des excitations électriques sur la vésicule, on en voit sourdre quelques gouttes. On constate dans le réservoir biliaire la présence d'un liquide épais, peu fluide et ressemblant à une bouillie. La muqueuse était gonflée, rouge et enduite d'un mucus gluant. Quant aux calculs, pas un ne s'est engagé dans le cystique ; ils sont *tous restés dans la vésicule où ils avaient été déposés*. La muqueuse duodénale était légèrement enflammée, et quelques adhérences de la vésicule du fiel avec le foie et l'intestin, indiquaient qu'une péritonite très-localisée s'était produite.

L'inflammation de la vésicule a pu, selon la loi de Stokes, affaiblir la contractilité des fibres musculaires, et le produit de cette inflammation, le mucus, en se mêlant à la bile, avait rendu ce liquide peu fluide, ce qui explique que les excitations électriques en déterminaient à peine l'écoulement.

Nous aurions désiré, dans cette expérience, voir les calculs s'engager dans les conduits biliaires. Comme il n'en fut rien, nous avons pensé qu'il fallait recourir à un autre moyen ; celui que nous avons imaginé consiste à les faire pénétrer directement dans le cholédoque par son orifice duodénal.

EXPÉRIENCE V.

Introduction de petits calculs dans le cholédoque. — Cheminement d'un de ces calculs dans la vésicule biliaire.

Le 18 septembre, sur un chien de taille un peu au-dessus de la moyenne, l'abdomen étant ouvert dans une étendue de 12 à 15 centimètres, on arrive sur la vésicule et les conduits biliaires, qu'on suit jusqu'à l'endroit où ils pénètrent dans les parois de l'intestin. Ce dernier étant incisé dans une étendue de 4 centimètres, on aperçoit l'ampoule de Vater, indiquée par une goutte de bile qui vient sourdre à la surface de la muqueuse. Après avoir fait pénétrer dans l'intérieur du cholédoque un stylet, destiné à nous renseigner sur la direction de ce conduit, nous essayons à plusieurs reprises d'y introduire à l'aide d'une pince de petits graviers. Ces tentatives étant restées infructueuses, nous employons un tube de verre à parois très-minces, que nous arrivons à faire pénétrer en déterminant des douleurs très-vives. Grace à ce conducteur, nous pouvons pousser avec un stylet six calculs de 1^{mm}5 à 2^{mm}5 de diamètre. Cela fait, on retire le tube, et pendant un quart d'heure que l'animal reste en repos, on constate qu'il ne coule pas une goutte de bile dans l'intestin. On ferme la plaie duodénale au moyen du procédé de Gély, qui a l'avantage, non-seulement de rendre impossible l'écoulement dans la cavité péritonéale des liquides de la digestion, mais encore de favoriser par l'adossement des séreuses la cicatrisation de la plaie. Les organes sont ensuite remis en place, et quelques points de suture, comprenant les muscles et la peau, réunirsent les parois de l'abdomen.

Le soir de l'opération et le lendemain, le chien, qui refuse toute nourriture, a des vomissements qui se répètent à des intervalles rapprochés; quelques-unes même contiennent du sang noirâtre. Alors qu'on l'excite, l'animal refuse de se tenir debout. Les frissons, les tremblements et la chaleur de la peau ne nous laissent pas de doute sur l'existence d'une péritonite. La mort arrive dans la nuit du 20, à peu près trente-six heures après l'opération, sans que la teinte ictérique des conjonctives se soit montrée. L'urine n'a pas été examinée.

A l'autopsie, on trouve une péritonite généralisée et des fausses membranes, faciles à déchirer, reliant le foie, les voies biliaires et l'intestin. La suture duodénale était restée en place; la surface interne de cet intestin, de même que la muqueuse de l'estomac, étaient très-fortement injectées.

Le cholédoque est libre; sa muqueuse présente la coloration normale, excepté dans la partie où avait pénétré le tube de verre, et dont l'injection est assez vive; la tunique interne ne présente pas de solution de continuité. Rien dans le canal hépatique et dans le cystique; les calculs ont disparu. Mais à l'ouverture de la vésicule, on y trouve *un des calculs qui y était remonté.*

Ce qui ressort de cette expérience, c'est ce fait important du passage d'un de nos calculs du cholédoque dans la vésicule.

Par quel mécanisme s'est produit ce cheminement? On sait que la bile, pour remplir la vésicule, commence d'abord par s'accumuler dans le cholédoque; l'afflux du liquide étant plus considérable que son débit dans l'intestin, le surplus remonte le canal cystique pour se déposer dans le réservoir qui lui fait suite. Ce calcul de petit volume a-t-il été entraîné comme un index par ce mouvement du liquide, ou les parois du conduit ont-elles joué un rôle actif? Il est difficile de le décider. De là l'idée d'employer un index assez volumineux, pour entrer à frottement dans la lumière du conduit, et annihiler, par conséquent, l'action du liquide.

EXPÉRIENCE VI.

Introduction dans le canal cholédoque de cinq corps étrangers assez volumineux. — Cheminement de trois d'entre eux dans la vésicule. — Mort par péritonite.

13 octobre. — Sur un chien de grosse taille, après l'ouverture de l'abdomen dans une étendue de 18 à 20 centimètres, et en prenant pour guides la face antérieure de l'estomac et le pylore, on gagne le duodénum qu'on attire au dehors avec le doigt. On pratique sur sa deuxième portion une incision de 3 à 4 centimètres, et on aperçoit l'ampoule de Vater. L'introduction d'un stylet détermine la direction du canal cholédoqxe. Après plusieurs tentatives qui ont pour effet de le dilater, on y fait pénétrer différents corps étrangers : d'abord trois grains de plomb d'un diamètre variant entre $1^{mm},5$ et $2^{mm},5$: puis deux morceaux ùe craie de forme conique,

ayant 8^{mm} de long sur 3^{mm} à 4^{mm} de diamètre à leur base; le dernier n'est introduit qu'à une profondeur de 1 centimètre et demi à 2 centimètres, et se trouve encore dans la partie duodénale du conduit. Les deux bords de la plaie et les parois de l'abdomen sont ensuite réunis comme precédemment.

Dans la soirée, l'animal est pris de frisson; il vomit à plusieurs reprises les aliments qu'il avait dans l'estomac au moment de l'opération, et refuse toute nourriture.

On constate le lendemain qu'il n'a pas touché au lait qu'on lui avait laissé pour la nuit. Il a rendu par le rectum une petite quantité de sang, provenant sans doute des lèvres de l'incision de l'intestin.

Le 15. Le chien paraît aller mieux; il reste debout et prend volontiers les aliments qu'on lui presente, lait et viande. Sa respiraration se fait d'une manière régulière. Il n'a pas de fièvre et la coloration ictérique des conjonctives ne se remarque pas.

Le 16. Le même état persiste.

Le 17. La scène est changée; l'animal est triste et reste conché alors même qu'on l'excite. Il ne veut rien prendre, boit avidement l'eau qui se trouve à sa portée et vomit de temps en temps; la peau et le nez sont chauds et le ventre ballonné. La respiration est saccadée et bruyante; les douleurs se traduisent per des gémissements plaintifs. Les conjonctives ne présentent pas la coloration jaune. Mort du chien dans la nuit.

A l'autopsie, on trouve une péritonite généralisée, avec des adhérences de toute la masse intestinale. Dans l'intérieur du duodénum, dont la suture est restée en place, on voit la muqueuse boursoufflée.

Les *canaux biliaires sont libres* dans tout leur parcours, et on n'y rencontre aucun des corps qui ont été introduits dans le cholédoque. Au fond de la vésicule, qui contient une bile épaissie, une espèce de boue biliaire, et dont la muqueuse est légèrement enflammée, on trouve *les deux grains de plomb les plus volumineux et un des morceaux de craie.* Les autres ont probablement été chassés dans l'intestin. Le calibre des conduits est juste suffisant pour laisser passer une sonde cannelée.

Dans l'urine recueillie après la mort, on découvre, à l'aide des réactifs ordinaires, la teinture d'iode et l'acide azotique, la présence de la matière colorante de la bile.

On voit que le passage des corps étrangers du cholé-

Audigé.   3

doque dans la vésicule s'est reproduit ici comme précédemment. Dans cette expérience, les deux grains de plomb et le morceau de craie étaient assez volumineux pour fermer la lumière des conduits et en particulier du cystique, qui est très-étroit au niveau du col de la vésicule. L'influence de la pesanteur et du liquide est insuffisante pour expliquer leur progression; c'est donc bien aux conduits qu'il faut attribuer la part la plus importante. Nous développerons, plus loin, quel nous paraît être le mode d'action de ces conduits.

EXPÉRIENCE VII.

Introduction dans le cholédoque de trois corps étrangers. — Un seul se retrouve dans la vésicule. — Ictère. — Mort par péritonite.

Le 18 octobre dans la matinée, on fait pénétrer, dans le canal cholédoque d'un chien de taille un peu au-dessus de la moyenne, trois corps étrangers : deux sont en craie, taillés en cône, et présentent comme dimensions 9mm de long sur 4mm de diamètre à leur base ; le dernier est un grain de plomb de 3mm,5 de diamètre et se trouve placé entre les deux autres. L'introduction faite, les trois calculs artificiels sont réunis un peu au delà de l'ampoule de Vater. On ferme ensuite avec soin la plaie du duodénum et celle de l'abdomen.

Aussitôt après l'opération, l'animal est pris de frissons, qui, d'abord localisés dans les membres, se généralisent à tout le corps.

Dans l'après-midi, on lui fait à différentes reprises prendre un peu de lait qu'il vomit presque aussitôt.

Le 19. Les vomissements continuent; avec les matières alimentaires ils contiennent une grande quantité de bile. L'animal néanmoins ne paraît pas abattu. Les urines qu'on recueille renferment également du liquide biliaire en abondance. Avec l'acide azotique, on obtient la succession des zones colorées caractéristiques.

Le 20. L'animal, dont les urines sont toujours teintes par la bile, paraît plus souffrant ; il meurt pendant la nuit, sans avoir présenté toutefois la teinte ictérique des conjonctives.

A l'autopsie, péritonite très-étendue ; adhérences récentes des anses intestinales. La muqueuse du duodénum pres de la plaie est enflammée. La palpation ne fait pas retrouver de corps étrangers dans les voies biliaires ; l'ouverture de ces conduits en confirme l'absence. Leur muqueuse présente sa coloration normale, excepté dans la partie du cholédoque la plus voisine de l'intestin, et sur laquelle on aperçoit un piqueté rougeâtre. La vésicule est moyennement distendue.

En l'ouvrant, on y trouve, avec une bile épaissie et noirâtre, *un morceau de craie.*

La foie est augmenté de volume et fortement congestionné.

Il faut noter dans cette expérience que, sur nos trois calculs introduits dans le cholédoque, deux sont allés se perdre dans l'intestin, tandis que l'autre, comme dans les cas précédents, remontait dans la vésicule.

La présence de la bile dans les urines prouve qu'il y a eu obstruction des canaux excréteurs ; mais d'autre part, les vomissements bilieux apparus le second jour, nous démontrent que cette obstruction n'a été que momentanée, et que le cholédoque, après s'être débarrassé de ses corps étrangers, a pu de nouveau livrer passage aux produits de sécrétion du foie.

EXPÉRIENCE VIII.

Introduction dans le cholédoque de trois corps étrangers. — Deux restent en place et le troisième tombe dans l'intestin. — Mort par péritonite.

Le 24 octobre, dans la matinée, on introduit dans le cholédoque d'un chien de taille moyenne trois morceaux de craie, dont deux sont taillés en cône, et ont l'un et l'autre 8 à 10ᵐᵐ de long sur 4ᵐᵐ de diamètre à leur base ; le dernier est beaucoup plus court et de forme cylindrique.

Dans la journée l'animal a du frisson. Les vomissements, qui se répètent à intervalles rapprochés, ne sont pas bilieux. On trouve dans l'urine, qui est recueillie huit heures après l'opération, les matières colorantes de la bile.

Le 25. Le chien prend peu de nourriture ; il est altéré ; les urines sont chargées de bile.

Le 26. Abattement de l'animal ; perte de l'appétit ; abaissement de la température ; écoulement d'un liquide séro-sanguinolent par la plaie de l'abdomen. Urines rares, et renfermant toujours les matières colorantes de la bile ; la teinte rouge est plus marquée. Les excréments n'ont pas été examinés. Mort.

Autopsie. Péritonite généralisée ; adhérences intestinales avec les organes voisins, et épanchement dans la cavité abdominale d'une petite quantité de liquide séro-purulent. Gonflement et rougeur de la muqueuse duodénale.

A l'ouverture du cholédoque, on retrouve deux des calculs à l'endroit où ils avaient été introduits ; cette partie du canal présente une légère dilatation. Les voies biliaires sont étroites et ce n'est pas sans difficulté, qu'on fait pénétrer un des corps étrangers dans le cystique. Le troisième morceau de craie est tombé dans l'intestin. La vésicule biliaire, qui a conservé son volume normal, est pleine d'une bile qui, sans être tout à fait fluide, est loin d'avoir la consistance de celle observée dans les cas précédents.

C'est la première fois que dans ces expériences, nous voyons les canaux biliaires rester impuissants à se débarrasser des corps étrangers, que nous y avons introduits. Dans ce cas-ci, il n'y a pas eu non plus de dilatation des voies biliaires au-dessus des corps étrangers formant barrière.

EXPÉRIENCE IX.

Introduction dans le cholédoque de quatre corps étrangers, dont trois remontent dans la vésicule. — Ictère. — Péritonite.

Le 29 octobre dans la matinée, on introduit dans le canal cholédoque d'un chien de taille moyenne, différents corps étrangers, savoir : deux grains d'orge perlé, et deux morceaux de craie arrondis et qui mesurent un diamètre de 3^{mm} et de $3^{mm},5$. Dans l'intervalle de dix minutes pendant lesquelles on laisse l'animal en observation, afin de bien constater qu'il ne s'écoule pas une goutte de bile par l'ampoule de Vater, on voit le plus petit morceau de craie, qui avait été introduit le dernier, *sortir du canal* et *tomber* dans l'intestin. On fait ensuite la suture du duodénum et de l'abdomen.

Dans la journée, l'animal n'a pas de vomissements. Vers quatre heures, on recueille un peu d'urine, dans laquelle on constate la présence de la matière colorante verte. La température rectale est de 40°,6.

Le 30. L'animal prend les aliments qu'on lui présente et ne les vomit pas. Les excréments ont leur coloration normale. T. 41°,3.

On pratique le cathétérisme, et dans l'urine qu'on recueille, on trouve avec l'acide azoïque, les matières colorantes biliaires en quantité considérable.

Le 31. Même état ; l'urine est toujours colorée par la bile ; elle contient de l'urée en très-forte proportion, 93 pour 1000 ; vomissements alimentaires.

1er novembre. Abaissement de température, 38°,7 dans le rectum ; vomissements fréquents.

Le 2 au matin, mort.

A l'autopsie, on constate une péritonite avec des adhérences intestinales et épiploïques. La vessie est pleine d'une urine épaisse ; les reins sont un peu congestionnés. Au niveau de la plaie du duodénum, inflammation péritonéale et muqueuse.

Les voies biliaires sont complètement libres. La vésicule contient une bile épaissie ; on trouve dans son intérieur les deux grains d'orge, qui sont gonflés et un des deux morceaux de craie. La muqueuse est enflammée.

Le foie paraît congestionné, et l'examen histologique n'y décèle la présence d'aucune autre lésion.

La forme des calculs a peut-être une certaine influence sur la direction qu'ils prennent dans les voies biliaires. Tout le monde sait quelle est la variété des formes des calculs chez l'homme. Lorsqu'ils sont réunis dans la vésicule biliaire, ces calculs frottent continuellement les uns contre les autres, et par pression et usure réciproque, ils se taillent de mille manières, affectant les figures polyédriques les plus variées.

Rien d'étonnant alors que suivant la disposition particulière du calcul engagé dans le cholédoque, sa direction ultérieure, lors de la contraction du conduit, soit déterminée vers l'intestin ou la vésicule. Dans nos expériences nous avons cherché à reproduire les formes principales des calculs ; les coniques nous ont paru plus souvent cheminer dans la direction de leur sommet, les sphériques ou les cylindriques étant chassés de l'un ou de l'autre côté indifféremment. Si donc chez l'homme, dans un cas particulier de colique hépatique, on ne trouve pas de calculs dans les excréments, il est possible que la forme de ces corps ait déterminé leur ascension vers la vésicule.

EXPÉRIENCE X.

Introduction dans le cholédoque. d'un corps étranger qu'on trouve remonté dans le canal cystique. — Mort par péritonite.

Le 8 novembre dans l'après-midi, on introduit dans le canal cholédoque d'une chienne, un morceau de craie taillé en cône, de 10^{mm} de hauteur sur 3^{mm},5 de diamètre à sa base. L'introduction est très-laborieuse, et ce n'est qu'après avoir forcé l'entrée du conduit, qu'on arrive à faire pénétrer le calcul, en le poussant vigoureusement. Il reste fixé à l'extrémité intestinale du conduit qu'il obture complètement.

Frisson après l'opération, température rectale, 39,6. ; urines ictériques au bout de vingt heures.

Le 9. L'animal prend peu de nourriture et vomit le lait presque aussitôt après l'avoir ingéré ; les vomissements sont colorés par la bile. La température rectale est de 40,8.

Le 10. État peu satisfaisant; perte totale d'appétit et continuation des vomissements bilieux ; écoulement d'un liquide séro-sanguin par la plaie de l'abdomen. Mort.

Autopsie. Péritonite généralisée ; adhérences nombreuses de l'épiploon avec les bords de la plaie abdominale, et foyer purulent en cet endroit. L'intestin contient des matières colorées par la bile ; on y trouve aussi quelques ténias. La suture duodénale a cédé ; les parois intestinales sont considérablement épaissies et la muqueuse boursouflée et injectée.

Le foie est fortement congestionné ; il a une teinte noirâtre et son tissu se déchire sous le doigt. L'examen histologique n'ajoute à cette congestion qu'une dégénérescence graisseuse. Les conjonctives ne présentent pas de teinte ictérique.

Voies biliaires. Le cholédoque, qui mesure 10 à 12^{mm} de long, est libre. C'est dans le *canal cystique*, près du col de la vésicule, que *s'est fixé* le calcul. Les canaux ne présentent pas trace d'inflammation, si ce n'est au point d'introduction ou au point d'arrêt du calcul. La vésicule, qui a conservé son volume normal, renferme une bile un peu épaissie.

Dans ce dernier cas, le volume du corps étranger ne lui a pas permis de franchir le col de la vésicule, mais nous le voyons cependant encore une fois cheminer dans une étendue de 12 centimètres. A part le canal cystique, dont l'*obstruction* s'opposait à l'écoulement de la bile hors de son réservoir, tous les autres conduits étaient libres ; et c'est là ce qui nous explique la présence des matières colorantes de la bile dans les vomissements. Nous avons également l'explication des urines ictériques par l'obstruction momentanée du cholédoque.

CHAPITRE III.

PHYSIOLOGIE PATHOLOGIQUE.

A. Mode de contraction des conduits biliaires provoquée par la présence d'un corps solide. — La série des expériences que nous venons de décrire nous a permis de constater un fait, c'est que presque toujours les corps étrangers qu'on introduit dans le cholédoque, ou bien remontent vers la vésicule ou bien descendent vers l'intestin. Il s'agit maintenant de chercher à se rendre compte du mécanisme en vertu duquel un conduit, ne renfermant que des fibres longitudinales, peut faire cheminer dans son intérieur des corps solides.

Les éléments qui sont mis en œuvre sont : 1° des fibres musculaires longitudinales ; 2° l'épaisse couche feutrée de fibres élastiques. Celles-ci, tout en ne jouant qu'un rôle passif n'en sont pas moins très-importantes. Lorsque nous avons introduit dans le cholédoque un corps étranger assez volumineux, il est resserré par cette couche élastique.

Les papilles nerveuses sensitives de la muqueuse sont excitées par la présence du corps étranger, et elles provoquent la contraction réflexe des fibres lisses avoisinantes.

Nous avons vu que le cholédoque s'insinue entre les couches musculaires de l'intestin, comme l'uretère entre les couches musculaires de la vessie. Ainsi est constituée dans les deux cas une sorte de sphincter indépendant du conduit lui-même.

Lors de l'excitation sensitive de la muqueuse du cholédoque, les contractions réflexes correspondantes se produisent dans les fibres du sphincter comme dans les fibres propres du canal, l'innervation étant commune ; celui-ci se trouve donc fermé derrière le corps étranger. Les fibres longitudinales du cholédoque se contractant à leur tour, diminuent la longueur du conduit déjà appliqué (par ses fibres élastiques) sur le calcul ; celui-ci alors se trouve chassé en avant par un mécanisme analogue à celui du noyau de cerise pressé entre les doigts, mais avec une lenteur propre à la contraction des fibres lisses. En cheminant dans le conduit, notre calcul excite d'autres parties de la muqueuse, et provoque la contraction réflexe des fibres musculaires correspondantes ; puis progressant de nouveau, il reproduit à mesure la même série de contractions successives jusqu'à ce qu'il pénètre enfin dans la vésicule.

Pour expliquer que les calculs suivent la direction inverse et viennent tomber dans l'intestin, il suffit de concevoir que le sens de la contraction est renversé.

Chez l'homme le cheminement des calculs dans un sens ou dans l'autre, soit du côté de l'intestin, soit du côté de la vésicule, nous paraît pouvoir être expliqué par un mécanisme analogue.

Quoi qu'il en soit de l'explication, la migration des calculs est authentiquement établie ; c'est là un fait en face duquel la théorie n'a qu'une importance secondaire.

Faut-il chercher un autre mécanisme ? Nous pourrions invoquer celui que M. Bert a démontré pour les mouvements de la langue du caméléon. Cet organe est projeté en avant avec une grande rapidité comme s'il était mû par un ressort qui se détend. Ce mouvement faisait penser que la langue de cet animal devait renfermer dans sa texture un grand nombre de fibres circulaires ; et cependant sur une coupe transversale on n'aperçut que des fibres sectionnées en travers. Ce résultat parut tellement extraordinaire qu'on examina de plus près la disposition de ces fibres, et on découvrit alors que les faisceaux musculaires décrivent des spirales allongées. La section de ces fibres doit donner en effet l'apparence d'une section perpendiculaire de fibres longitudinales.

Les fibres longitudinales que nous avons décrites dans le cholédoque, d'après une coupe perpendiculaire à l'axe, ne sont-elles que des fibres spirales, auquel cas la contraction du conduit sur un corps étranger serait bien plus facile à expliquer ? C'est ce que des recherches ultérieures éclaireront peut-être.

On ne peut pas pour le cholédoque, invoquer le mécanisme de la contraction des conduits à double série de fibres musculaires, comme l'intestin et les vaisseaux, puisque le microscope n'y a démontré que des fibres longitudinales.

B. Du spasme des conduits biliaires. — Dans notre

étude sur la physiologie pathologique de la contraction des conduits, nous avons constaté que le premier anneau de la chaîne était l'excitation de la muqueuse, amenant par action réflexe la contraction des fibres longitudinales du conduit et du sphincter. Cette impression sensitivo-motrice a des degrés. Si elle est modérée, nous aurons une contraction lente, progressive, faisant petit à petit cheminer le corps étranger ; c'est celle que nous avons prise pour exemple dans le paragraphe précédent. Si au contraire l'impression est violente, soit parce que le calcul est anguleux et hérissé d'aspérités, soit parce que le sujet est doué d'une vive susceptibilité nerveuse, locale ou générale, la contraction réflexe pourra s'étendre rapidement à tout le conduit de manière à immobiliser pour un temps le calcul. C'est là à proprement parler le spasme admis par les auteurs dans la contraction douloureuse des canaux biliaires.

Pendant cette contraction générale des conduits, pendant cet état dit spamodique, que va devenir notre corps étranger ? Progressera-t-il ou sera-t-il fixé pendant un temps plus ou moins long ? Ici l'expérimentation directe ne peut guère nous renseigner et nous serons obligé d'invoquer de simples analogies.

L'urèthre est un conduit musculaire susceptible d'une contraction très-énergique dans sa portion musculeuse ou membraneuse. Il nous est facile d'observer et de vérifier directement cet état spasmodique. Ainsi au déclin de la blennorrhagie, alors même qu'il n'existe pas de rétrécissement organique, et que le catarrhe s'est localisé à la partie la plus profonde du canal, dans la région prostatique et membraneuse, il arrive quelquefois, sous l'influence d'un refroidissement, d'une douche périnéale intempestive par exemple, une rétention d'urine subite. Elle est produite par une contraction réflexe de ce que

M. Sappey appelle le sphincter uréthral ou portion musculaire de l'urèthre. Le cathétérisme devient nécessaire, et ses premières tentatives se font sans trop de difficulté ; mais il peut arriver que l'excitation répétée produite par le passage de la sonde, provoque une contraction de plus en plus violente, au point de rendre cette manœuvre absolument impraticable. Si l'extrémité de la sonde pénètre dans une portion du conduit contracturé, elle exagère immédiatement le spasme ; l'instrument est alors fixé d'une manière très solide au point de ne pouvoir ni avancer, ni ressortir. Dans ce cas la présence du corps étranger *sollicite rapidement la contraction* de toute l'étendue musculaire du conduit, et non pas la contraction lente, progressive, allant d'un bout à l'autre du canal. Nous voyons ici le spasme uréthral en avant de la sonde résister à une forte pression exercée par le chirurgien ; les tissus se déchirent plutôt que le canal ne se laisse franchir. Si de même le cholédoque et son sphincter se contractent violemment par suite de l'excitation produite par l'arrivée d'un calcul, ce spasme ne pourra pas être vaincu par la force minime de la progression de la bile, qui a suffi à mettre le calcul en mouvement. Ce dernier restera donc fixé un certain temps dans la partie du conduit où l'a surpris la contraction.

En somme, les conduits musculaires doublés d'une muqueuse se contractent spasmodiquement par l'action d'un corps étranger sur cette muqueuse. Ce spasme se produit d'autant plus facilement que la muqueuse est déjà irritée, enflammée, et par conséquent plus impressionnable aux agents extérieurs. Dans les conduits munis d'une forte musculature, le spasme peut se produire à vide, et à plus forte raison sur un corps solide. Dans les canaux au contraire où les fibres musculaires sont peu nombreuses, la présence de corps étrangers peut

déterminer des contractions évidentes ; quant à la possibilité de cette constriction spasmodique sur un simple
liquide, c'est ce que nous ne saurions affirmer. Les gros
canaux biliaires, et le cholédoque en particulier, nous
paraissent dans certaines circonstances capables de se
contracter spasmodiquement sur un calcul engagé dans
leur intérieur. C'est peut-être exclusivement à la contraction douloureuse spasmodique, que doivent être rap-
portés les phénomènes décrits sous le nom de coliques
hépatiques.

CHAPITRE IV.

TABLEAU DE L'ACCÈS DE COLIQUE HÉPATIQUE.

Ces prémisses une fois posées, nous allons voir quels
sont les accidents auxquels va donner lieu le passage
des calculs dans les canaux biliaires. Prenons par
exemple pour point de départ la vésicule. Généralement
quelques heures après le repas, lorsque l'arrivée du
chyme dans le duodénum provoque l'évacuation de son
contenu, un calcul est, sous l'influence de la progression de la bile, entraîné dans le canal cystique ; mais,
comme les dimensions de ce dernier sont fort étroites,
il ne peut être franchi par le corps étranger, qui, forcé
de s'arrêter, produit sur les papilles nerveuses de la muqueuse une irritation quelquefois très-vive ; cette excitation détermine par action réflexe les contractions
spasmodiques douloureuses du conduit. Les douleurs
sont atroces, brûlantes ou térébrantes. Le patient est en
proie à une vive agitation ; il se retourne de tous côtés,
cherchant en vain du soulagement dans un change-
ment de position, il éprouve quelquefois la sensation
d'une déchirure dans l'abdomen. Locales d'abord, les

douleurs siégent le long du bord inférieur du foie et à l'épigastre, et elles s'accompagnent de nausées et de vomissements, qui contiennent d'abord des aliments à demi digérés, puis des liquides verdâtres et bilieux. Grâce aux nombreuses anastomoses qui relient les nerfs de la région au sympathique abdominal, aux nerfs sensibles qui accompagnent le phrénique et au pneumogastrique, elles s'irradient à toute la sphère qui est sous leur dépendance, et provoquent des convulsions réflexes dont l'étendue varie selon le lieu où l'excitation sensible se transforme en excitation motrice. Ainsi quelquefois les mouvements sont limités à quelques contractions de la paroi abdominale, du diaphrame, du bras et du tronc, tandis que dans d'autres cas, des convulsions générales épileptiformes viennent indiquer que l'impression a été transmise au bulbe. Chez les individus débiles et impressionnables, la douleur peut être assez violente pour amener le délire, la syncope et même la mort, comme Portal l'a observé quelquefois. Si le paroxysme dure ainsi un certain temps, la vésicule se tuméfie, ce dont on peut se rendre compte par la palpation. Quant à l'ictère, il n'est point constant, et ne se montre que lorsque le calcul est enclavé dans le canal cholédoque ; dans ce cas alors il est rapide et inense. La fièvre n'apparaît pas généralement au milieu du cortége de symptômes que nous venons de décrire. Si elle a été observée quelquefois par Monneret et Frerichs, ces auteurs la rapportaient à l'inflammation concomitante des voies biliaires ; cependant il ne faut pas oublier qu'il existe quelques observations récentes, dont une, sans autopsie cependant, de M. Martineau, qui semblent établir la possibilité d'un mouvement fébrile véritable, commençant avec l'accès pour se termiminer avec lui, et caractérisé par l'accélération du pouls et l'élévation de la température jusqu'à 41°,6.

Durée et terminaison. — Au bout de quelques heures, le plus ordinairement, la colique cesse, et une détente, souvent subite, indique qu'il s'est produit dans le canal un relâchement relatif, pendant lequel les contractions modérées permettent au calcul d'arriver dans une voie plus large ; le météorisme disparaît, le ventre revient à son état normal, et le malade ne ressent plus de toute cette violente attaque qu'un sentiment de lassitude générale.

Quelquefois cependant, il s'écoule un temps beaucoup plus long avant que le calcul soit descendu dans l'intestin, ou remonté dans la vésicule, et on voit alors la colique persister pendant plusieurs jours, mais avec des exacerbations qui prennent le caractère de la périodicité.

Il peut arriver aussi que deux paroxymes se succèdent, que l'accès soit double en un mot, et, qu'après une première attaque suivie de la détente caractéristique, il survienne au bout de quelques heures une nouvelle colique ; on pourrait expliquer le premier accès par l'enchâtonnement du calcul dans le conduit cystique, et le second peut-être par son arrêt à l'orifice duodénal, qui est plus étroit que le reste du canal.

Vingt-quatre heures après la fin de l'accès, et quelquefois seulement au bout de trois jours, on rencontre dans les selles les pierres qui ont été la cause des accidents. Il arrive parfois, alors qu'on a pratiqué, avec toute l'attention voulue, le tamisage répété des matières fécales, que les calculs ne se rencontrent pas; cela n'implique en aucune façon leur absence dans les voies biliaires, et démontre qu'ils sont simplement retombés dans la vésicule, ou bien se sont arrêtés dans l'intestin grêle, où ils peuvent donner lieu quelquefois à des accidents inflammatoires, et même à des occlusions intestinales.

A côté de ces différents modes de terminaison, il en est d'autres, rares heureusement, dans lesquels les conduits sont impuissants à se débarrasser du calcul qui reste enclavé dans leur lumière. Voyons ce qui dans ce cas peut arriver. Si le corps étranger occupe le canal cystique, la muqueuse de ce dernier finit par ne plus être impressionnable, et aux violentes attaques de coliques fait place une sensation fixe et circonscrite de pesanteur. Si le calcul est resté dans le cholédoque, comme tout à l'heure, on voit les douleurs cesser graduellement; l'ictère, qui était apparu déjà, se prononce davantage; le foie devient volumineux et les symptômes qui révèlent la stase biliaire définitive apparaissent. Il se produit dans ces cas, au-dessus de l'obstacle, une dilatation des voies biliaires qui peut être considérable. A ce propos, disons tout de suite que nos recherches sur le cadavre, dans les hospices de vieillards, nous ont permis de constater que cette dilatation était plus fréquente que l'hypertrophie, et qu'on l'observait souvent alors même que les calculs n'existaient que dans le réservoir de la bile. Comment se fait-il que la présence dans la vésicule seule de ces corps étrangers ait une influence sur la nutrition des conduits capable de déterminer les lésions dont nous venons de parler ?

L'explication ici nous échappe.

Il peut arriver encore, mais cela est rare, que les calculs, dont le séjour se prolonge dans les voies biliaires, amènent une inflammation ulcérative et une perforation; dans ces cas, s'il ne se fait pas une communication avec un des organes voisins, et si des adhérences préservatrices ne viennent pas y faire obstacle, la bile s'épanche dans l'abdomen, et détermine rapidement une péritonite à laquelle les malades ne tardent pas à succomber.

Quelques auteurs prétendent que les douleurs dans la colique hépatique sont en rapport avec le volume des concrétions biliaires et leur consistance, et que les gravelles ne déterminent dans les conduits que des phénomènes peu marqués. Nous ne pouvons partager cette manière de voir, car elle ne tient compte que d'un seul côté de la question. En effet, une muqueuse biliaire subissant le fréquent passage des graviers, sera de plus en plus irritée, enflammée, et son impressionnabilité au contact de ces corps étrangers deviendra de plus en plus grande. De la sorte, un calcul de petit volume pourra produire sur cette membrane une réaction douloureuse et convulsive, bien autrement puissante que celle qu'il déterminerait par son passage sur une muqueuse saine et peu excitable. Il faudra donc conclure de là qu'un accès de colique hépatique ne pourra pas, par son intensité, donner des indications exactes sur le volume probable d'un calcul.

Ictère spasmodique. — Nous nous sommes demandé, dans un paragraphe précédent, si l'état spasmodique des conduits biliaires pouvait exister en l'absence de corps étrangers. C'est là un point de la plus haute importance, à cause de l'ictère dit spasmodique, sur lequel les médecins discutent encore aujourd'hui.

Si dans certains cas pathologiques, alors que l'excitabilité des voies biliaires est accrue, soit par suite de l'inflammation de leur muqueuse, ou par toute autre cause, leur contracture peut se produire, ce qui n'est nullement prouvé, nous ne pensons pas qu'elle puisse aller jusqu'à oblitérer complètement leur lumière et produire par là même une rétention biliaire. A plus forte raison l'état spasmodique sera inadmissible dans ces conduits à l'état normal, et c'est dans une autre voie qu'il faut chercher la pathogénie de cette forme d'ictère.

CHAPITRE V.

TRAITEMENT.

Nous n'avons pas l'intention de décrire ici les moyens généraux employés pour le traitement de la lithiase biliaire. On trouvera ailleurs les renseignements utiles sur la médication à employer pour modifier la constitution et empêcher la production des calculs. Nous ne parlerons que du traitement de la colique hépatique ellemême.

La série des accidents débute par la contracture spasmodique des fibres musculaires des conduits; et c'est à l'excitation des papilles nerveuses de la muqueuse par les calculs qu'est due cette contraction réflexe.

Les indications thérapeutiques tirées de cette interprétation de la colique sont donc d'agir *sur la sensibilité de la muqueuse, ou sur la contractilité des conduits.*

A la sensibilité s'adressent la belladone, le castoréum, etc.; ils sont destinés à émousser, par une action locale, les propriétés réflexes des nerfs sensitifs des muqueuses digestives et biliaires; les lavements de tabac, et en outre l'éther et le chloroforme, administrés par la voie gastrique, agiraient par le même mécanisme.

Pour diminuer la violence des contractions du système musculaire des conduits, ou même les supprimer,

Audigé.   4

on employait la saignée et l'émétique à dose nauséeuse ;
maintenant on s'adresse plutôt aux bains chauds prolongés, dont l'efficacité est reconnue dans la hernie
étranglée ; mais l'agent thérapeutique qui, de tout
temps, a donné les meilleurs résultats, c'est l'opium, et,
parmi ses dérivés, la morphine. Nous expliquerons plus
loin comment nous comprenons leur mode d'action sur
les fibres musculaires propres des conduits.

Les inhalations d'éther et de chloroforme agiraient
surtout en empêchant la perception de la douleur sans
diminuer d'une façon notable la contraction des fibres
lisses, comme le montre l'accouchement pendant lequel
l'utérus avec ses fibres lisses continue à se contracter.

Un certain nombre d'auteurs ont recommandé depuis
longtemps l'usage des médicaments que nous venons de
classer. Ils attaquaient localement la sensibilité des muqueuses, Hufeland et Rinna par l'eau distillée de lau-
rier-cerise; Bricheteau (1) par la teinture de castoréum ;
Lolatte (2), la belladone, et Rinna de Sarenbach, la
jusquiame.

Si l'on se reporte également au traitement conseillé
par Durande (3), et si l'on réfléchit aux éléments qui le
constituent, on verra qu'il agissait de la même manière
par la térébenthine et l'éther, et non pas par une action
dissolvante.

Dans cette énumération des agents thérapeutiques, il
en est un surtout qui remplit admirablement les indications que nous avons posées et sur lequel nous vou-
lons spécialement appeler l'attention du médecin, c'est

(1) Bricheteau. Mémoires de la Société médicale d'émula-
tion, t. XIX. Paris, 1826.
(2) Lolatte. Observat. medico di Napoli, septembre 1833.
(3) Durande. Observations sur l'efficacité du mélange d'éther
ulfurique et d'huile de térébenthine. Strasbourg, 1790.

le chlorhydrate de morphine en injection sous-cutanée.

On sait que la morphine agit sur la tunique musculaire des vaisseaux en la parésiant, de sorte que l'afflux sanguin augmente leur calibre. Les preuves en sont fournies par les tracés sphygmographiques, et le rétrécissement de la pupille par la dilatation des vaisseaux de l'iris.

Si telle est l'action de cet alcaloïde sur les conduits munis d'une couche contractile, ce corps agira de même sur les canaux biliaires. La colique, avons-nous dit, n'est autre chose qu'une contracture douloureuse réflexe, ayant pour effet d'appliquer avec une très-grande force les papilles sensitives de la muqueuse sur un corps dur, le calcul. C'est à cette pression continue sur les fibres nerveuses qu'est dû le phénomène douleur, dont les caractères se rapprochent des atroces douleurs de l'étranglement intestinal. Le meilleur moyen de diminuer la douleur sera d'en faire diminuer la cause qui est la pression continue. Puisque la morphine diminuera le degré de contraction des conduits, elle diminuera par là même la pression sur les extrémités nerveuses et fera cesser, non pas tant la sensation douloureuse en elle-même, que l'origine de la douleur. D'ailleurs, si l'action principale est d'empêcher la contraction des fibres musculaires du conduit, elle agira également, quoiqu'à un moindre degré, sur la perception même de cette douleur.

Si le mécanisme que nous venons de décrire est vrai, nous nous expliquerons facilement comment une médiocre quantité de morphine fera cesser les douleurs atroces, dont le chloroforme en inhalation n'interdirait la perception que pendant un temps très-court. On ne s'étonnera pas que nous ayons cherché à faire absorber la morphine pour faire cesser les crises douloureuses dans la colique hépatique. L'injection hypodermique étant certainement le mode d'emploi de beaucoup le plus rapide et le plus efficace, c'est celui auquel il faut de préférence avoir recours. On a conseillé son administration par la voie rectale, en lavements et en suppositoires, mais ces moyens, dont l'action est lente, ne nous paraissent pas avoir la valeur de la première méthode.

La voie gastrique nous est interdite à cause de la lenteur relative de l'absorption et surtout des vomissements qui se présentent spontanément pendant l'accès.

En résumé, les médicaments qui nous paraissent les meilleurs sont le chloroforme et la morphine employés isolément. — Comme ils remplissent chacun des indications différentes, on a cherché à se procurer le bénéfice des deux méthodes en les réunissant. Les expériences faites récemment dans la pratique chirurgicale ont démontré qu'en injectant un centigramme de morphine, puis en faisant inhaler les vapeurs de chloroforme un quart d'heure après, on obtient rapidement l'anesthésie complète; le malade jouit alors, après son réveil, du bénéfice de l'insensibilité prolongée pendant plusieurs heures. Seulement cette méthode a paru dangereuse aux opérés qui viennent de subir une perte de sang, quelquefois considérable, et un traumatisme violent. Mais chez des gens qui ne se trouvent pas dans les conditions défavorables des blessés, l'usage de ces deux médicaments combinés nous paraît utile, et devoir être très-avantageux dans les accès prolongés de colique hépatique.

CONCLUSIONS.

I. L'anatomie et les nouvelles recherches histologiques nous ont démontré l'existence des fibres musculaires lisses dans les canaux excréteurs du foie.

II. Les agents électriques, chimiques et mécaniques, nous ont prouvé l'existence de la contractilité de ces conduits.

III. Leurs contractions modérées et successives ont pour effet le cheminement des corps étrangers qui obstruent leur lumière.

IV. Ces contractions impliquent la possibilité de l'état spasmodique ou contracture douloureuse, phénomène des plus importants de la colique hépatique.

V. Le traitement de cette colique doit consister à diminuer la contracture des canaux biliaires et la douleur qui en dépend.

VI. Les anesthésiques et la morphine, employée par la voie hypodermique, remplissent ces deux indications.

SECONDE PARTIE

Recherches expérimentales sur l'ictère mécanique.

On a vu dans les expériences précédentes, qu'après avoir démontré la contractilité des canaux biliaires au moyen des agents électriques et chimiques, nous avons voulu faire agir directement leurs parois sur des corps étrangers, préalablement introduits dans le canal cholédoque. Ces calculs artificiels, quoique chassés dans la plupart des cas par les contractions des fibres lisses des conduits, n'en donnaient pas moins lieu à une oblitération momentanée de leur lumière, dont la conséquence était la présence dans les urines du pigment biliaire.

Frappé de la rapidité avec laquelle se produisait la résorption de la bile, nous avons résolu de pratiquer quelques ligatures du cholédoque, afin de déterminer le temps nécessaire à son apparition dans les liquides de l'économie, lorsque son cours était interrompu.

Mais, avant de décrire ces nouvelles expériences, nous allons jeter en arrière un coup d'œil historique, et passer brièvement en revue ceux qui les ont tentées avant nous.

Saunders (1), à la fin du siècle dernier, paraît être le premier qui ait lié le canal cholédoque. Dans les deux expériences qu'il fit, il trouva *deux heures* après l'opération, les lymphatiques jusqu'au canal thoracique,

(1) Saunders. A treatise on the structur, economy, and diseases of the liver. London, 1795.

remplis d'un liquide jaune, et dans le même intervalle de temps le sérum du sang des veines hépatiques fortement coloré.

La ligature du canal cholédoque a été pratiquée depuis un grand nombre de fois. Tout le monde connaît les expériences de Brodie, de Tiedemann, Gmelin (1) et de Blondlot (2); ces expérimentateurs s'occupaient surtout des phénomènes digestifs, et du rôle que joue la bile dans cette fonction. Ils signalent bien chez les animaux, soumis à leurs expériences, la teinte ictérique des conjonctives qui se montrait plusieurs jours après la ligature; ils parlent aussi de la décoloration des fèces, et de la présence des matières colorantes de la bile dans les urines observées au bout de deux ou trois jours; mais ils ne paraissent pas avoir recherché le moment précis auquel leur présence commence à être sensible aux réactifs.

Quant à Frerichs (3), qui, dans son Traité des maladies du foie, résume les expériences qu'il a faites dans le but de déterminer le temps nécessaire à la résorption biliaire, il conteste les résultats obtenus par Saunders, et raconte n'avoir jamais pu démontrer la présence des matières pigmentaires de la bile ni dans le sérum du sang, ni dans les lymphatiques, ni dans l'urine vingt-quatre heures après la ligature du canal cholédoque. Une fois seulement ce fut vingt-huit heures après qu'il trouva le sang des veines jugulaires coloré. Mais le plus souvent il fallut attendre deux jours pour rencontrer la matière pigmentaire dans le sang et dans l'urine. Quant

(1) Tiedemann et Gmelin. Recherches expérimentales sur la digestion. Paris, 1826.
(2) Blondlot. Essai sur les fonctions du foie et de ses annexes. Paris, 1846.
(3) Frerichs. Traité des maladies du foie, p. 96.

au canal thoracique, ce n'était le plus souvent qu'au bout de soixante heures qu'il offrait une coloration jaune.

EXPÉRIENCE Iʳᵉ.

Ligature du canal cholédoque. — Matières colorantes de la bile dans l'urine quatre jours après l'opération. — Suspension des sécrétions. — Section du cholédoque par la ligature. — Epanchement de bile dans le péritoine. — Mort.

Le 5 novembre, à deux heures de l'après-midi, on lie le canal cholédoque d'un chien, après s'être préalablement assuré que ses urines ne contiennent pas de bile. Au moment de l'opération, la vésicule est pleine de liquide. Dans les urines recueillies le soir même, à six heures, puis à dix, l'acide azotique ne décèle pas la présence des matières colorantes de la bile.

Le 6. Il est impossible d'obtenir de l'urine, soit par une émission spontanée, soit par l'emploi de la sonde.

Le 7. La sécrétion urinaire continue à être suspendue.

Le 8. Enfin, dans la soirée, on parvient à recueillir une urine épaisse, qui renferme de l'urée en quantité. La bile ne s'y montre pas avec les réactifs employés.

Le 9. On trouve les matières pigmentaires biliaires dans l'urine; les conjonctives présentent la teinte ictérique. Il en est de même les jours qui suivent.

Le 13. L'animal, qui n'a pas pris de nourriture depuis l'opération, est tellement affaissé qu'il succombe sous nos yeux.

Autopsie. — A l'ouverture du cadavre, on trouve des foyers purulents dans les parois abdominales, des adhérences épiploïques et intestinales nombreuses. La péritonite est générale; en trois endroits différents, sur l'intestin, perforation des trois tuniques. La cavité abdominale contient une petite quantité d'une bile noirâtre et épaisse.

Les voies biliaires sont énormément dilatées. La vésicule dépasse le bord du foie; le diamètre des canaux hépatiques et cystique est plus que doublé. Le cholédoque est à moitié sectionné au niveau de la ligature. On retrouve le fil qui est adhérent aux parois. La partie duodénale du canal est rétrécie. Le foie est augmenté de volume et fortement congestionné.

EXPÉRIENCE II.

Ligature du canal cholédoque. — Présence des matières colorantes de la bile dans l'urine trois heures après l'opération. — Rupture du canal cholédoque. — Epanchement biliaire. — Mort.

Le 13 novembre, à trois heures de l'après-midi, on lie le canal cholédoque d'un chien; au moment de l'opération, les urines ne contiennent pas de bile. Dans celle qu'on recueille, à six heures du soir, l'acide azotique, employé comme réactif, rend manifeste le jeu des couleurs et l'apparition des zones colorées successives. Les jours suivants, la proportion des matières pigmentaires augmente encore, et l'urine ressemble à de la bile étendue d'eau.

Le 16. L'animal, dont les excréments sont décolorés, rend par le rectum une petite quantité de sang, et la coloration jaune se montre sur les conjonctives et la peau de l'abdomen. L'animal, qui, depuis l'opération, ne paraissait point trop souffrant, n'avait pas eu un seul vomissement, et mangeait sa ration ordinaire, meurt dans la nuit du 17 au 18.

Autopsie. — Péritonite assez étendue; adhérences de l'épiploon aux parois abdominales et à l'intestin.

Les voies biliaires sont considérablement dilatées et renferment une bile épaisse et noirâtre, dont une petite quantité s'est écoulée dans la cavité abdominale par le cholédoque sectionné. La partie duodénale du cholédoque est rétrécie. Les reins et le foie sont fortement congestionnés. L'examen histologique ne fait découvrir dans ce dernier qu'une dilatation des vaisseaux, et, en certains points, des dégénérescences graisseuses (Liouville).

EXPÉRIENCE III.

Ligature du canal cholédoque. — Présence de la bile dans l'urine au bout de quatre heures. — Rupture du canal. — Epanchement de bile et mort.

Le 14 novembre, à deux heures de l'après-midi, on fait la ligature du canal cholédoque sur un chien, dont on a pris soin d'examiner auparavant les urines qui ne renferment pas de bile. A six heures du soir, quatre heures après l'opération, les matières pigmentaires apparaissent dans l'urine.

Le lendemain, elles sont plus abondantes encore. L'animal meurt le 17 au matin.

A l'autopsie, péritonite généralisée et adhérences nombreuses. Dilatation des voies biliaires, mais beaucoup moindre que dans les cas précédents. Le canal cholédoque est à moitié sectionné, et la bile se trouve épanchée en petite quantité dans la cavité péritonéale. Les canaux biliaires sont gorgés de liquide. Le foie est très-fortement congestionné et se déchire facilement.

EXPÉRIENCE IV.

Ligature du canal cholédoque. — Urines ictériques trois heures après l'opération. — Examen du sang six heures après et constatation de l'existence des matières pigmentaires. — Persistance de la vie pendant trois semaines. — Oblitération du cholédoque. — Dilatation extraordinaire des voies biliaires.

Le 18 novembre, l'absence de la bile étant constatée préalablement dans les urines d'un chien, on pratique la ligature du canal cholédoque.

Au bout de trois heures, l'acide azotique employé comme réactif, fait découvrir la présence de la bile dans l'urine. On trouve également les matières pigmentaires biliaires dans le sérum du sang recueilli par l'artère fémorale. La proportion des matières colorantes augmente encore les jours suivants.

Jusqu'au 20, l'animal ne rend pas d'excréments ; ce jour-là ils sont durs et complètement décolorés.

L'animal, qui est resté les deux premiers jours ne prenant presque pas de nourriture, commence à manger avec avidité, et la ration ordinaire ne lui est bientôt plus suffisante. Il maigrit néanmoins beaucoup. A la date du 23, l'urine, qui ressemble à de la bile étendue d'eau, précipite avec un peu d'acide azotique une grande quantité de cristaux d'azotate d'urée. En en faisant le dosage on constate que la proportion atteint le chiffre considérable de 104,80 p. 1000 (dosage par le procédé Esbach).

Le 25. Les parois abdominales se réunissent et les fils tombent. Ce n'est qu'à ce moment que les conjonctives commencent à présenter la teinte jaunâtre, qui se prononce de plus en plus les jours suivants, et apparaît successivement sur la peau de l'abdomen et les muqueuses de la bouche et du nez.

Depuis plusieurs jours l'animal exhale une odeur fort désagréable qui se prononce de plus en plus.

Jusqu'au 8 décembre, date de la mort, la maigreur du chien va toujours croissant, bien qu'il montre toujours un appétit vorace. Pendant les derniers temps il a l'air assoupi et reste presque toujours couché. L'avant-dernier jour, l'animal mange encore tout ce qu'on lui présente; il meurt le lendemain en présentant du délire, des convulsions, et une agitation extraordinaire, phénomènes qui présentaient une certaine analogie avec l'éclampsie urémique.

Autopsie. — A l'ouverture de l'abdomen, on trouve à peine quelques adhérences épiploïques avec les parois abdominales. Il n'y a pas de péritonite. L'épiploon et le mésentère sont complètement dépourvus de graisse.

La vésicule et les canaux biliaires sont extraordinairement dilatés. Le canal cholédoque, qui, à l'état normal, présente un très-faible calibre, est tellement augmenté de volume qu'il ressemble à une vésicule distendue; son diamètre est environ de 3 centimètres. Au niveau du point où la ligature a été placée, ce canal se termine en cul-de-sac. Il s'est formé autour de ce point quelques adhérences avec le pancréas. Les canaux hépatiques qui se prolongent dans l'intérieur du foie, et qui, en temps ordinaire, admettent à peine un stylet, présentent les dimensions du petit doigt. Quant aux canalicules biliaires, on les voit très-dilatés, et, si l'on fait une coupe sur un lobe, on en voit sortir une bile abondante et de consistance sirupeuse.

Tous les lymphatiques qui entourent le foie, et qui sont en nombre considérable, sont remplis d'un liquide jaune-citron, qu'on trouve également dans le canal thoracique.

Le foie est considérablement augmenté de volume et congestionné. A l'examen histologique, fait par M. Renaut, on trouve une dilatation considérable des capillaires biliaires. Les vaisseaux sont également dilatés. Un grand nombre de canalicules présentent à leur pourtour une prolifération conjonctive. On observe sur certaines parties du foie une dégénérescence graisseuse qui se rencontre souvent à l'état normal chez les animaux.

Tous les autres organes, y compris les reins, paraissent sains.

Ces expériences démontrent que ce n'est pas, comme on le croit généralement, trois jours après l'oblitération, ou la ligature du canal cholédoque, qu'apparaissent les pigments biliaires dans l'urine. Le passage de la bile dans le sang et les liquides de l'économie se fait, comme on vient de le voir, avec une très-grande rapidité, et il suffit de trois ou quatre heures, le plus souvent, pour que les matières pigmentaires de la bile résorbée soient appréciables aux réactifs ordinaires.

Nos faits se rapprochent par conséquent de ceux obtenus autrefois par Saunders, et sont tout à fait contradictoires avec ceux de Frerichs, qui n'a jamais trouvé les matières colorantes de la bile dans les liquides moins de vingt-huit heures après la ligature du cholédoque.

Pourquoi cette différence? Il arrive souvent chez les chiens, dont le foie se divise en cinq ou six lobes, qu'un des canaux hépatiques vient s'ouvrir dans le cholédoque, au moment où ce dernier pénètre dans les parois de l'intestin. Si l'on n'y fait attention, il peut arriver que ce conduit supplémentaire échappe à la ligature, et permette aussi l'écoulement d'une partie notable de la bile, ce qui diminue d'autant la quantité à résorber. L'expérimentateur allemand est-il tombé sur une série d'animaux présentant cette particularité? L'opération a-t-elle été suivie d'une suspension des sécrétions, comme nous en avons eu un cas? (*Exp. I*). Y a-t-il eu quelque autre cause d'erreur? Nous ne saurions le dire, car il n'a fait nulle part le récit détaillé de ses expériences.

Si le pigment biliaire se montre très-vite dans le sang et les urines, il n'en est pas de même de son apparition à la surface de la peau. Bien que l'intervalle entre la coloration des urines et l'ictère de la peau soit moins considérable chez l'homme que chez le chien, dont la nature du tissu cutané rend l'imbibition moins manifeste, il ne faut pas oublier cependant qu'il peut s'écouler, entre la résorption biliaire et l'apparition de la coloration ictérique, un temps quelquefois considérable. Dans les affections qui peuvent se compliquer d'ictère, dans la colique hépatique par exemple, le médecin doit

être prévenu qu'il n'a pas besoin d'attendre que le dia-
gnostic soit inscrit sur le visage de son malade, et qu'il
peut trouver dans l'urine, et cela très-rapidement, la
confirmation de ses prévisions.

Nous ne parlerons pas de l'appétit vorace, de l'extrême maigreur et de l'odeur désagréable que répandent
autour d'eux les animaux sur lesquels on a interrompu
le cours de la bile. Ces faits ont été signalés depuis longtemps ; mais nous ferons remarquer le degré extrême
de dilatabilité dont sont capables les conduits biliaires,
et le peu de temps qu'il faut pour atteindre ce résultat.
Il est extrêmement rare cependant que les animaux,
chez lesquels on a lié le cholédoque, vivent un temps
suffisant pour offrir cette excessive dilatation. Il se fait
sous le fil une mortification des tissus, et le canal, sectionné en partie, laisse échapper dans l'abdomen le
liquide biliaire, qui détermine une péritonite à laquelle
l'animal ne tarde pas à succomber. Il est vrai qu'on
pourrait peut-être remédier à cet inconvénient en em-
ployant, au lieu du fil ordinaire, un lacet, et en ne
serrant pas fortement la ligature.

Il arrive aussi quelquefois lorsqu'on a interrompu le
cours de la bile, de même que lorsqu'on a lié le canal
pancréatique, que ces conduits se rétablissent à côté.
C'est ainsi qu'on a vu parfois le cholédoque, dont on
avait fait la ligature, venir s'ouvrir ensuite dans le côlon.

Alors qu'ils échappent à la péritonite, alors que le
canal n'étant pas sectionné par le fil, les accidents con-
sécutifs ne se produisent pas, nos chiens succombent
néanmoins au bout d'un certain temps. Il faut donc se
demander quelle peut être la cause de leur mort.

Faut-il admettre avec Flint (1), que la cholestérine,

(1) Flint. Recherches expérimentales sur une nouvelle fonction excrémentitielle du foie.

étant un produit excrémentitiel éliminé par le foie, soit
la cause des accidents, alors que, trouvant un obstacle
à son écoulement au dehors, elle rentre dans le torrent
circulatoire et est résorbée? Faut-il, au contraire, mettre
sur le compte des autres produits excrémentitiels du
foie les accidents que le professeur de New-York attribue à la cholestérine? On serait tenté de le croire après
les expériences contradictoires qui ont été faites dans
ces dernières années.

Plusieurs physiologistes ont en effet injecté de la cholestérine dans le sang des animaux, et n'ont pas vu se
produire les terribles accidents de la cholestérémie. Mais
il faut noter que ces expérimentateurs ne se mettaient
pas dans les conditions voulues pour réduire à néant
la théorie édifiée par Flint, car les voies biliaires étant
libres chez les animaux soumis à ces dernières expériences et le foie étant sain, il suffisait d'une suractivité
fonctionnelle de cet organe pour se débarrasser de la
cholestérine en excès. Pour que ces expériences fussent
probantes, il faudrait lier le cholédoque d'un certain
nombre d'animaux, injecter à quelques-uns de la cholestérine, et voir si ces derniers ne succomberaient pas
plus vite que les autres. Dans ce dernier cas, ce serait
la confirmation de la cholestérémie; dans le premier,
il faudrait conclure que si la cholestérine peut être
accumulée sans danger dans le sang, il y a toutefois
dans la bile d'autres produits excrémentitiels qu'il faut
redouter.

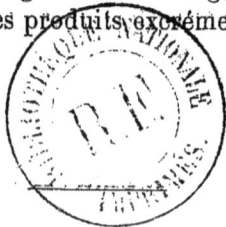

CONCLUSIONS.

I. La présence du pigment biliaire dans l'urine est démontrée manifestement, deux à trois heures après l'obstruction des canaux excréteurs.

II. La coloration ictérique des téguments n'est appréciable que longtemps après l'apparition des matières pigmentaires dans l'urine.

TABLE DES MATIÈRES.

Paris. A. PARENT, imprimeur de la Faculté de Médecine, rue Mr-le-Prince, 31.

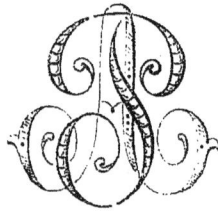

A. Parent, imprimeur de la Faculté de Médecine, rue Mr-le Prince, 31.

www.ingramcontent.com/pod-product-compliance
Lightning Source LLC
Chambersburg PA
CBHW070905210326
41521CB00010B/2063